Ayuno Intermitente

5:2, Recetas Saludables Para Perder Peso De Inmediato

(La Mejor Guía Para Mantenerse Delgado Y Mejor Sano Y Quemar Grasa Abdominal)

Rufo Frías

Publicado Por Daniel Heath

© **Rufo Frías**

Todos los derechos reservados

Ayuno Intermitente: 5:2, Recetas Saludables Para Perder Peso De Inmediato (La Mejor Guía Para Mantenerse Delgado Y Mejor Sano Y Quemar Grasa Abdominal)

ISBN 978-1-989808-10-8

Este documento está orientado a proporcionar información exacta y confiable con respecto al tema y asunto que trata. La publicación se vende con la idea de que el editor no esté obligado a prestar contabilidad, permitida oficialmente, u otros servicios cualificados. Si se necesita asesoramiento, legal o profesional, debería solicitar a una persona con experiencia en la profesión.

Desde una Declaración de Principios aceptada y aprobada tanto por un comité de la American Bar Association (el Colegio de Abogados de Estados Unidos) como por un comité de editores y asociaciones.

No se permite la reproducción, duplicado o transmisión de cualquier parte de este documento en cualquier medio electrónico o formato impreso. Se prohíbe de forma estricta la grabación de esta publicación así como tampoco se permite cualquier almacenamiento de este documento sin permiso escrito del editor. Todos los derechos reservados.

Se establece que la información que contiene este documento es veraz y coherente, ya que cualquier responsabilidad, en términos de falta de atención o de otro tipo, por el uso o abuso de cualquier política, proceso o dirección contenida en este documento será responsabilidad exclusiva y absoluta del lector receptor. Bajo ninguna circunstancia se hará responsable o culpable de forma legal al editor por cualquier reparación, daños o pérdida monetaria debido a la información aquí contenida, ya sea de forma directa o indirectamente.

Los respectivos autores son propietarios de todos los derechos de autor que no están en posesión del editor.

La información aquí contenida se ofrece únicamente con fines informativos y, como tal, es universal. La presentación de la información se realiza sin contrato ni ningún tipo de garantía.

Las marcas registradas utilizadas son sin ningún tipo de consentimiento y la publicación de la marca registrada es sin el permiso o respaldo del propietario de esta. Todas las marcas registradas y demás marcas incluidas en este libro son solo para fines de aclaración y son propiedad de los mismos propietarios, no están afiliadas a este documento.

TABLA DE CONTENIDO

Parte 1 11

Introducción 12

Capítulo 1: Resumen 16

¿Qué Es La Dieta 5:2? 16
¿Por Qué Se Creó La Dieta 5: 2 Y Cómo Funciona? 17
Cálculo De Su Ingesta De Calorías 20

Capítulo 2: Beneficios De 5: 2 23

Beneficios Conjuntos 23
Beneficios Para El Corazón 24
Prevención De La Apnea Del Sueño 24
Autoestima Mejorada 25
Aumento De Energia 25

Capítulo 3: Preguntas Frecuentes 27

¿Es La Dieta 5: 2 Para Mí? 27
¿Qué Puedo Esperar De La Dieta 5: 2? 28
¿Me Estoy Muriendo De Hambre? 29
¿Cuánto Peso Perderé En La Dieta 5: 2? 30
¿Cómo Me Sentiré Cuando Estoy Ayunando? 31
Planeando La Dieta 33
¿Deben Los 500 Días De Calorías Ser Consecutivos? 33
¿Las 500 Calorías Deberían Distribuirse En Los Días O En Una Comida? 34
¿Debo Contar Calorías En Días Sin Ayuno? 35
¿Puedo Hacer Ejercicio En Los Días De Ayuno? 36
¿Debería Ayunar Si Me Enfermo? 37
¿Qué Pasa Con Los Carbohidratos Y Los Azúcares? 37

Capítulo 4: Armas Secretas Para Los Días De Ayuno. 39

Ingesta Alta En Proteínas 39
Baja Ingesta De Carbohidratos 40
Consumir Bajas Cantidades De Azúcar 40

- Evite El Exceso De Sodio 41
- Ingesta De Fibra 42
- Consumo De Agua 43

Capítulo 5: Recetas 44

- Creando Su Dieta De Días Sin Ayuno 44
- Recetas De Desayuno Sin Ayuno De Día Con Menos De 500 Calorías 46
- Extienda Cada Mitad De Un Muffin De Trigo Integral Tostado Inglés Con 1 Cucharada. Mantequilla De Maní 46
- Cubra Cada Mitad Con ¼ De Plátano Rebanado 46
- Agrega Un Puñado De Arándanos Al Plato. 46
- Calorías Totales: 406 46
- Omelette De Tostada Yhuevo 47
- Burrito De Desayuno 48
- Tostadas Francesas Crujiente 49
- Muffins De Banana 50
- Día De Ayuno Recetas De Desayuno De Menos De 100 Calorías 51
- Yogur Y Fruta 51
- Pan De Trigo, Plátano Y Mantequilla De Almendras 52
- Huevo Duro Y Una Naranja 53
- Requesón Y Fresas 53
- Muffin Inglés Sándwich De Huevo Blanco 53
- Recetas De Comidas Sin Ayuno 54
- Queso A La Parrilla Con Tomate Y Pavo 56
- Día De Ayuno Recetas De Almuerzo Bajo 200 Calorías 57
- Salmón Ahumado Pitta Pizza 60
- Sopa Minestrone 62
- Sopa De Tomate Asado Y Ajo 64
- Frijoles Italianos 66
- Recetas De La Cena Del Día Sin Ayuno 67
- Hamburguesas De Frijoles Picantes Mexicanos 68
- Mejillones Al Estilo Italiano 72
- Suela De Limón De Freír Con Mantequilla De Camarones Y Alcaparras 74
- Suelas De Tapenade 76

Recetas De La Cena Del Día De Ayuno 79
Huevo Escalfado, Salmón Ahumado Y Espárragos 80
Curry De Gambas Pathai 81
Sopa De Fideos Caliente Y Amarga 83
Hamburguesas De Frijoles Picantes 85
Sorbete De Limón 87
Compota De Frutas De Invierno 90
Pannacotta De Frambuesa 92
Manzanas Al Horno De Frutas Y Nueces 95
Frutas Asadas De Verano 97
Panqueques De Coco 99
Pudin De Arroz De Almendra De Vainilla 102
Budín De Banana Casero 104
Muffins De Fresa In Grasa 105
Galletas Con Trozos De Chocolate Sin Gluten 107

Capítulo 6: Lista De Compras De Un Mes 111

Conclusión 118

Parte 2 119

Introducción 120

Descripción General De La Dieta Rápida 5: 2 123

Cómo Funciona 124
¿Funciona? 126
Tips De Supervivencia 128
Estrategias De Planificación De Comidas 135
5: 2 Alimentos De Dieta Poder 136
Recetas: Menos De 50 Calorías Por Porción 140
Ensalada Mixta De Frutas 141
Tomate Asado 145
Parfait De Bayas 148
Salmón Ahumado Y Tomates 149
Frittata Vegetariana 151
Muffins De Trigo Integral Y Arándano 154
Cazuela De Espinacas Con Salchicha Vegetariana 156
Granola De Fresa Baja En Calorías 159

Empanadas De Salchicha De Pollo Y Manzana 161
Muffins Ingleses De Granos Múltiples 164
Muffins De Arándano Y Jugo De Naranja 167
Frittata De Patata Y Jamón 171
Sandwich De Salmón Ahumado 174
Pudín De Pan De Desayuno 177
Manzana Crujiente 180
Huevos Rancheros 183
Dedos De Pescado 186
Desayuno Americano Clásico: Tocino, Huevos Y Papas Al Horno 189
Mini Cazuelas De Hash Brown 192
Huevos Benedictinos 198
2 Huevos 199
1 Onza De Tocino Canadiense 199
1 Panecillo Inglés Multigrano Bajo En Calorías 199
2 Cucharadas. Yogur Griego Natural, Sin Grasa 199
1 Cucharadita Mayonesa Baja En Grasa 199
1 Cucharadita Jugo De Limón 199
1 Cucharadita Agua 199
¼ Cucharadita Mostaza Seca 199
Pizca De Sal 199
Una Pizca De Pimienta De Cayena 199
1 Cucharada. Vinagre Blanco 199
Perejil (Para Decorar) 199
Spray Para Cocinar 199
Notas De Preparación: 201
Avena Durante La Noche 202
Notas De Preparación: 204
Arroz Picante Y Tazón De Huevo 205
Notas De Preparación: 206
Por Porción: 206
Panqueques De Banana Y Trigo Integral 207
Notas De Preparación: 209
Panqueques De Avena Y Arándanos 209
Notas De Preparación: 212
Por Porción: 212

- Tostadas Francesas En Waflera(Gofres) 212
- Por Porción: 215
- Buñuelo De Manzana Al Horno 215
- Omelet (Envoltura De Tortilla) 218
- Notas De Preparación: 220
- Pan De Desayuno De Calabacín 221
- Notas De Preparación: 223
- Por Porción: 223
- Cazuela De Salchicha De Patata 224
- Notas De Preparación: 226
- Por Porción: 226

Parte 1

Introducción

Si está buscando una manera de perder peso. Y quiere vivir un estilo de vida que le haga sentirte sano y enérgico. La dieta 5: 2 es una opción que es ideal para muchos. Esta dieta no lo obliga a hacer cambios drásticos en su vida cuando se trata de sus hábitos alimenticios, y no está obligado a comenzar una rutina de ejercicios rigurosa.

La dieta fue creada por un médico, por lo que es médicamente segura y utilizada por millones en todo el mundo. Lo ayudará en su camino para reducir la grasa, mejorar la longevidad, mejorar su figura y mejorar su salud en general. También le ayudará a limitar lo que come sin obligarlo a sentirse hambriento o insatisfecho, y hay muchos recursos para ayudarlo con opciones y estrategias de dieta a lo largo del camino.

Incluso en los días de ayuno, aún se asigna una cantidad específica de calorías, por lo que no va a morir de hambre y los días de ayuno tienen un límite de calorías, no es un verdadero ayuno. Nunca debe dejar de comer con esta dieta, solo debe tener autodisciplina un par de días a la semana.

Antes de comenzar esta dieta, es muy importante que la entiendas por completo si quieres tener éxito. Las diferentes técnicas no funcionarán para todos, y llevará tiempo adaptarse y apegarse al programa. La dieta puede modificarse para cumplir con las diferentes situaciones que tiene en su vida y qué funcionan mejor en su horario.

Será más fácil para las personas que tienen mucho peso que perder el comenzar a ver resultados rápidos con esta dieta, en comparación con alguien que solo está tratando de perder unos cuantos kilos para lucir mejor en traje de baño. A menudo, cuanto más grasa tenga, más fácil será perderla.

Antes de comenzar la dieta, pésate y anota el número. Con una cinta métrica mida alrededor de sus brazos, muslos y cintura, para que pueda seguir su progreso a través del programa de pérdida de peso. Cada semana escriba cuál es su peso en la báscula y cuáles son sus medidas, para que tenga algo con qué compararlo.

Leer este libro sobre el plan de dieta 5:2 lo ayudará a comprender cómo funciona la dieta, qué puede hacer para aumentar los resultados de la dieta y cuáles son los beneficios para la salud de comenzar este programa. Es mejor crear un plan y planificar su semana, programar los días en que ayunará, el ejercicio que desea realizar y cómo puede mantenerse ocupado mientras ayuna.

Este es uno de los planes de dieta más fáciles de seguir porque mentalmente sabrá que solo tiene que superar el corto período de ayuno y que no tiene que ayunar durante un largo período de tiempo. Este libro responde a una variedad de preguntas comunes que las personas tienen sobre la dieta 5: 2. Recibirá información sobre ejercicios y excelentes ideas de comidas nutritivas para sus días de ayuno y sus días sin ayuno (a veces llamados días festivos), y es un excelente lugar para comenzar si está listo para cambiar su vida.

No necesita ser una persona que le falta el aliento cuando intenta llegar a la cima de unas escaleras, o una persona que tiene dificultad para jugar en el patio con sus hijos. En cambio, puede ser la persona sana que ama estar activa en grupos de personas, y puede ser una persona saludable por dentro y se ve muy bien por fuera.

Capítulo 1: Resumen

¿Qué es la dieta 5:2?

El 5: 2 es más como un horario de comidas o un plan de ayuno en comparación con otros tipos de dietas extenuantes. El programa se basa en la práctica que se denomina ayuno intermitente, donde se limita la ingesta de alimentos durante 2 días a la semana.

En lugar de observar constantemente lo que come y contar las calorías cada vez que se pone algo en la boca, coma lo que desea durante 5 días a la semana. En los otros 2 días, solo consumirá una porción mucho menor de calorías. Esto es más fácil de seguir para muchas personas, en lugar de elegir un plan donde se calcule cada comida a lo largo del trabajo.

La dieta le permite comer los alimentos que disfruta durante sus 5 días de consumo normal de alimentos, y luego se limita la cantidad específica de calorías los otros 2 días. Determinará cuántas calorías puede ingerir en esos 2 días de ayuno según su sexo, estatura, peso, IMC, BMR y otros factores. Como la mayoría de las personas tienen diferentes actividades durante la semana, puede elegir qué días quiere ayunar con anticipación o cambiar los días en que ayuna si surge algo.

¿Por qué se creó la Dieta 5: 2 y cómo funciona?

El Dr. Michael Mosley, fundador del plan de dieta 5:2, creó el plan que ofrece un estilo de vida saludable para todos. Se propuso mejorar la calidad y la duración de la vida de las personas, sin tener que sacrificar el disfrutar y amar la comida. En esta dieta, planee comer ese postre en la fiesta de cumpleaños los días en que no esté ayunando, y puedes deleitarte ese almuerzo si quieres. Incluso puedes disfrutar de esa bebida alcohólica o azucarada que deseas, sin tener que preocuparte, contar puntos o arruinar tu dieta.

No tiene que registrarse con un entrenador personal todos los días para informar sus series de ejercicios o lo que comió, y no se está midiendo y pesando constantemente para ver si quemó suficientes calorías en el gimnasio. En cambio, está ayudando a su cuerpo a perder grasa al ayunar solo 2 días a la semana en su propio ritmo, y está utilizando los otros días para comer sin estrés. Ésta es una de las dietas más fáciles que puedes probar.

Comprender la ciencia del ayuno intermitente es un poco más difícil. Cuando comes alimentos, tu cuerpo va a tomar la glucosa y el glucógeno de los alimentos que consumes para usarlos como combustible. Así es como obtiene energía y su cuerpo usa este combustible para funcionar durante las actividades diarias. El cuerpo también almacena grasas y calorías de los alimentos. El ayuno le permite quemar la grasa o las calorías almacenadas, en lugar de que su cuerpo consuma los alimentos que consumiría si no estuviera ayunando.

A medida que disminuyen sus niveles de glucosa en la sangre y glucógeno en el hígado, su cuerpo comenzará a quemar la grasa corporal que el cuerpo ha almacenado, lo que lo ayudará a adelgazar y disminuir su índice de masa corporal. El ayuno le da a su cuerpo la oportunidad de extraer la grasa que ya está allí, en lugar de usar siempre la glucosa y el glucógeno que acaba de consumir.

Esta dieta obliga a su cuerpo a usar el combustible que su cuerpo ha guardado en los días en que esté ayunando, pero debido a que solo está ayunando 2 días a la semana, no tiene que preocuparse por morir de hambre o poner su cuerpo en inanición. Cuando su cuerpo entra en modo de hambre, almacenará todo en lugar de quemarlo, pero esto no es una preocupación con la dieta 5: 2.

Por eso es importante solo ayunar 2 días a lo largo de la semana, en lugar de intentar hacer más que eso. No quieres que tu cuerpo entre en inanición. De esta dieta es importante saber que cuando usted está en ayunas, un día de ayuno no es de 24 horas, sino de 36 horas porque está durmiendo aproximadamente 12 horas.

Si está ayunando un lunes y comienza a las 8 am, terminará el martes a las 8 pm. Es crucial recordar esto cuando programe sus días de ayuno, para asegurarse de mirar su calendario y lo que está pasando.

El cuerpo tarda aproximadamente 2 semanas en adaptarse a este tipo de programa, pero verá resultados a medida que su cuerpo se adapta. La dieta funciona más rápidamente para algunos, dependiendo de qué otros cambios de estilo de vida se realicen y de cuánto peso tiene que perder la persona para comenzar.

Cálculo de su ingesta de calorías

Hay algunos cálculos que necesita hacer para saber cuántas calorías debe consumir al día para mantener su peso actual. Necesitas conocer tu IMC, índice de masa corporal. Hay calculadoras de IMC disponibles a través de diferentes sitios web y sitios de salud. Necesitará ingresar su altura, peso, género y edad para obtener el mejor cálculo. Las personas embarazadas, de menos de cinco pies o increíblemente musculosas pueden no obtener una lectura precisa con una calculadora de IMC.

A continuación, determinará cuál es su BMR y TDEE.

Su tasa metabólica basal (BMR), lo que quema cuando no está haciendo nada, le mostrará cuál debería ser su ingesta de calorías para mantener su peso actual. A continuación, se descubrirá cuál debería ser su ingesta de calorías para mantener su peso actual si ya está haciendo ejercicio.

Su gasto diario total de energía (TDEE) es la cantidad de calorías quemadas durante el día con el ejercicio, y es un número importante calcular para esta dieta. La calculadora tendrá en cuenta su IMC y su nivel de actividad a lo largo del día.

Cuantas más calorías quema, más puede comer y disfrutar manteniendo su peso actual. Una vez que conozca su ingesta calórica para mantener su peso, puede comenzar a planificar sus comidas y su ingesta calórica diaria.

En los días de ayuno, un hombre generalmente debe comer solo 600 calorías, y una mujer debe comer 500. Esto le da suficiente espacio para tener una comida más grande o para tener algunas comidas más pequeñas durante el día. Debido a que puede comer durante el día, hace que la idea de ayunar sea más fácil para la mayoría de las personas.

Capítulo 2: Beneficios de 5: 2

La pérdida de peso que experimenta cuando comienza la dieta 5:2 mejorará mucho su calidad de vida. Las personas no solo hacen esta dieta por vanidad, sino también porque quieren cambiar la forma en que disfrutan la vida y porque quieren una vida que sea saludable. Estos son solo algunos de los diferentes beneficios que notará cuando participe activamente en el plan de dieta 5: 2.

Beneficios conjuntos

Cuando pierdes peso disminuirá la presión en las articulaciones. Esto reducirá los dolores y las molestias, y lo ayudará a conservar el cartílago al minimizar el desgaste. Preservar la articulación y el cartílago puede ayudar a prevenir problemas como la artritis. Las actividades atléticas de bajo impacto son mejores para aquellos que ya tienen problemas en las articulaciones. Solo 1 libra de peso es como quitarle 4 libras de estrés a sus articulaciones, por lo que estará haciendo un gran esfuerzo al ayudar a sus articulaciones en esta dieta.

Beneficios para el corazón

Disminuir el peso y la grasa puede ayudar a disminuir la presión arterial, reducir el colesterol y mejorar la función cardiovascular. Cuando su corazón está bombeando y trabajando según lo necesario, puede realizar todas sus actividades diarias más fácilmente. La enfermedad cardíaca es la principal causa de muerte en los Estados Unidos, México, Argentina, Chile, Brasil Perú y otros países en Latinoamérica, por lo que reducir sus probabilidades de sufrir una enfermedad cardíaca es uno de los mejores regalos que puede hacerse.

Prevención de la apnea del sueño

La apnea del sueño está relacionada con problemas como la obesidad, la presión arterial alta y el colesterol elevado Perder peso y cambiar su estilo de vida puede ayudarlo a combatir los problemas de apnea del sueño e insomnio, y puede ayudarlo a descansar bien por la noche para que se sienta con más energía cada día. La apnea del sueño afecta a 18 millones de personas en los Estados Unidos, y usted puede ser una persona menos si esta dieta ayuda a eliminar sus problemas actuales del sueño.

Autoestima mejorada

Perder peso mejorará su autoestima porque le gustará la forma en que se ve y sentirá una fuerza interior debido a que logró los objetivos que se propuso. Se sentirá más fuerte como persona, más feliz con la forma y la figura de su cuerpo, y con más confianza y su rol en grupo de amigos.

Perder peso también puede ayudar a aliviar algunos de los síntomas de la depresión, especialmente para aquellos que están realmente molestos o avergonzados de su peso actual.

Aumento de energia

Perder peso te ayudará a tener más energía a lo largo del día. Esto lo ayudará a superar cada día con más energía en sus pasos, y puede agregar alimentos y ejercicio a la dieta para ayudarlo a darle aún más energía mientras está en la dieta.

Capítulo 3: Preguntas frecuentes

Hay muchas preguntas sobre la dieta 5: 2, y la dieta no será para todos. Si está considerando iniciar esta dieta y quiere saber cómo comenzar o qué esperar, tómese el tiempo para leer estas preguntas frecuentes y sus inquietudes sobre lo que sucede cuando usted realiza la dieta.

¿Es la dieta 5: 2 para mí?

La dieta 5:2 es un excelente plan de dieta para una variedad de personas, pero hay algunos que se recomiendan para no participar en este tipo de dieta. Para las mujeres embarazadas o que actualmente están amamantando a un niño, es mejor no probar esta dieta. Lo mismo ocurre con los pacientes que tienen diabetes tipo 1, las personas que ya tienen bajo peso o que padecen algún tipo de trastorno alimenticio, y para las personas que se están recuperando de una cirugía o una enfermedad.

Las personas que toman warfarina o

metformina no deben estar en la dieta 5: 2, y cualquier persona que tome algún tipo de suplemento o medicamento recetado debe consultar a su profesional médico antes de comenzar el programa.

Si descubre que a menudo está delirando o mareado, o que se siente débil a lo largo del día sin ninguna razón, es posible que esta no sea una buena dieta para usted. Si usted tiene hiperglucemia y no puede hacer el ayuno, la dieta 5:2 no funcionará correctamente.

Querrá ver a un profesional médico para asegurarse de que está lo suficientemente saludable como para participar en un ayuno intermitente antes de comenzar, de modo que no se ponga en riesgo cuando esté listo para comenzar la dieta.

¿Qué puedo esperar de la dieta 5: 2?

Con la dieta 5:2, debes esperar perder peso al consumir menos calorías durante la semana y utilizar la energía que ya está almacenada en tu cuerpo. También sentirá menos hambre cuando esté en sus días sin ayuno, ya que su estómago se programará para consumir menos alimentos.

Debería esperar sentir mucha hambre las primeras veces que ayune, pero después de que su cuerpo se adapte al ayuno y comience a ver las recompensas de la pérdida de peso, será más fácil para usted superar los días de ayuno. Debe esperar resultados rápidamente, y luego tendrá que continuar con un plan de vida saludable para seguir perdiendo más peso.

¿Me estoy muriendo de hambre?

No, no se está muriendo de hambre cuando está en la dieta 5:2. Aún se le permite comer cierta cantidad de calorías en sus días de ayuno, y el ayuno de 36 horas no hará que su cuerpo sufra. Las personas ayunan por esa cantidad de tiempo por procedimientos médicos y por motivos personales o religiosos, y no es un problema. No estará en inanición tu cuerpo.

¿Cuánto peso perderé en la dieta 5: 2?

Para las personas que tienen el peso que perder, se puede estimar que perderá 12 libras en las primeras 6 semanas con la dieta. Para aquellos que deciden cambiar sus hábitos alimenticios en sus días sin ayuno y desean hacer ejercicio mientras realizan la dieta 5: 2, no es raro perder aún más peso en el programa durante este tiempo.

Aquellos que tienen mucha grasa que perder van a ver los resultados más rápido que los que tratan de eliminar esas 10 libras obstinadas. La persona con más grasa tiene más combustible para quemar y usar durante los períodos de ayuno.

Una persona que ya come sano o ya hace ejercicios constantemente no va a ver los mismos resultados que alguien que elimina una tonelada de comida chatarra de su dieta y comienza a racionar sus porciones, o como alguien que comienza a hacer actividad cardio por primera vez.

Para aquellos que ya hacen un poco de

ejercicio o que ya comen de manera saludable, es posible que tengan que esforzarse más en la dieta 5:2, que alguien que ya tiene una vida con sobrepeso u obesidad.

¿Cómo me sentiré cuando estoy ayunando?

Hay muchos síntomas que las personas suelen sentir cuando ayunan. Algunas personas sienten hambre, lo que debe esperarse. Aquellos que luchan contra el hambre deben tratar de beber agua, distraer la mente realizando otras actividades como leer o limpiar, y deben intentar hacer ejercicio. Beber y hacer ejercicio son formas comprobadas de controlar el hambre, y desviar la atención de los alimentos será la forma más fácil de ignorar los antojos.

La boca seca es otra queja, y mantenerse hidratado va a eliminar este problema. Mantenga una botella de agua o una bebida con usted en todo momento durante los días de ayuno, para asegurarse de tomar una bebida en lugar de un bocadillo.

Los escalofríos y el frío pueden asociarse con el ayuno. El uso de una capa adicional de ropa o el ejercicio será benéfico para este síntoma del ayuno. Es posible que incluso desee apagar su aire acondicionado, o aumentar un poco el calor durante los días en que ayuna para evitar molestias.

Si está lidiando con el insomnio como resultado del ayuno, hacer ejercicio antes de acostarse puede ayudar, al igual que agregar suplementos como la melatonina. Algunas personas se sienten distraídas cuando ayunan. Si tiene una mente nublada, levántese y camine por la oficina o tome un poco de aire fresco, y luego regrese a lo que está haciendo.

Si en algún momento siente que va a desmayarse o si hay algo increíblemente mal durante el ayuno, coma algo rico en proteínas y beba agua, y llame a su médico. Es posible que tenga una condición de salud subyacente que desconoce.

Planeando la dieta

Planear su dieta va a ser uno de los aspectos más importantes para su éxito porque desea estar preparado para sus días de ayuno. Usted quiere un plan por adelantado con sus comidas ya escritas, por lo que sabe lo que va a comer para cumplir con su cuota de calorías, y quiere planear cosas para distraerse, para no pasar por la cocina buscando comida.

Aquí hay algunas preguntas frecuentes sobre cómo programar y completar los días de ayuno que las personas preguntan, y lo que debe saber.

¿Deben los 500 días de calorías ser consecutivos?

No importa cómo decida programar sus días de ayuno durante la semana. Si está comenzando la dieta, es posible que no quiera juntar sus días de ayuno, especialmente si lucha por no comer durante las 36 horas. En su lugar, es posible que desee separarlos y elegir los martes y viernes, por ejemplo.

Es posible que le sea más fácil superar el ayuno sabiendo que puede comer lo que quiera en solo un día, en lugar de tener que esperar tres días para salir de los días de ayuno de 500 calorías.

A medida que pasa el tiempo, es posible que desee que los días se acerquen más, o puede hacerlos seguidos para evitarlos o para aumentar la pérdida de peso. Puede ver lo que ha planeado para actividades sociales o entrenamientos, y luego decidir qué días quiere ayunar durante la semana.

¿Las 500 calorías deberían distribuirse en los días o en una comida?

La investigación tiene muchas respuestas diferentes para esta pregunta, y la respuesta es elegir lo que mejor se adapte a tu horario y a ti. Si quieres crear dos comidas con tus 500 calorías y prevenir comer más de estas calorías, elige eso.

Si deseas hacer una comida grande por la mañana o por la noche, asegúrese de utilizar sabiamente sus calorías. Algunas personas optan por comer un puñado de bocadillos pequeños a lo largo del día hasta que alcanzan sus 500 calorías. Asegúrese de anotar lo que está comiendo y cuántas calorías consumió para no sobrepasar su límite, o planifique con anticipación lo que va a comer para no tener accidentes y no lo haga. engañar.

¿Debo contar calorías en días sin ayuno?

No es necesario contar las calorías en los días sin ayuno, pero si controla su ingesta de calorías aumentará los resultados de la pérdida de peso. Si puedes limitarte como mujer a 2,000 calorías y a 2,400 calorías como hombre, esto es ideal.

Crear un plan de comidas y asegurarse de comer porciones saludables será una excelente manera de adaptarse a esta dieta y mejorar los resultados de su cambio de estilo de vida. También puede comer alimentos más saludables con regularidad, pero aun asícomer un postre o un bocadillo cuando lo desee. Podras comer cosas que no te gustan si lo haces con moderación.

¿Puedo hacer ejercicio en los días de ayuno?

No solo los participantes 5: 2 pueden hacer ejercicio en los días de ayuno, en realidad se recomienda. Los estudios han demostrado que el ejercicio en días de ayuno puede conllevar a una mayor pérdida de peso. El ejercicio ayudará a aumentar su tasa metabólica, por lo que estará quemando más grasa cuando el cuerpo la tome como combustible en lugar de alimentos durante un entrenamiento y después de él.

Si se siente débil o tembloroso por el ayuno, no debe hacer ejercicio. No te exijas si no te sientes bien mientras ayunas. Es posible que su cuerpo no tenga suficiente combustible para soportar su entrenamiento. En su lugar, planea entrenamientos ligeros al principio en los días de ayuno, y luego continúa tu camino hacia entrenamientos más extenuantes y avanzados.

¿Debería ayunar si me enfermo?

Si se enferma, debe evitar el ayuno y mejor vea a un profesional médico. No quiere poner en peligro su salud ni su sistema inmune mientras está enfermo, esto puede empeorar su condición o retrasar su recuperación.

Una vez que esté completamente sano y se sienta 100 por ciento nuevamente, obtenga la autorización de su médico para comenzar a ayunar nuevamente. Si se enferma o se siente mal es algo que ocurre con frecuencia, considere aumentar la ingesta de vitamina E y zinc, y tomar probióticos.

¿Qué pasa con los carbohidratos y los azúcares?

Al ayunar, lo mejor es evitar los carbohidratos y los alimentos con alto contenido de azúcar, pero también es importante conocer las diferencias entre los carbohidratos buenos y los malos. Los alimentos que son carbohidratos simples, como almidones blancos, gaseosas, azúcar, jarabes y otras cosas, se consideran carbohidratos malos porque casi no proporcionan beneficios nutricionales para el cuerpo y se descomponen rápidamente, lo que lo hace sentir hambre después de su consumo.

Los carbohidratos complejos, como los cereales integrales, brindarán muchos beneficios nutricionales y lo dejarán sintiéndose más satisfecho por más tiempo. Los alimentos como el arroz integral, las pastas y los panes integrales, la harina de avena y los cereales integrales son los mejores.

El azúcar se encuentra naturalmente en muchas frutas y otros alimentos, pero es importante limitar su consumo. Además de limitar los bocadillos azucarados, controle la cantidad de jugo que toma y las frutas que come durante el día si está preocupado por el azúcar.

Capítulo 4: Armas secretas para los días de ayuno.

La forma en que elija comer en sus días de ayuno puede predecir si puede seguir el plan de dieta o no. La manera en que come en sus días sin ayuno puede determinar cuánto más peso puede perder, además del peso que está perdiendo con el ayuno.

Seguir una buena dieta durante todo el proceso de 5:2 será más fácil si toma decisiones inteligentes, porque puede comer alimentos más saludables que tengan menos calorías. Hay algunas cosas a tener en cuenta al elegir artículos.

Ingesta alta en proteínas

Los alimentos que son altos en proteínas, pero bajos en grasa son ideales para cualquier dieta, especialmente en los días de ayuno. Esto significa pescado, nueces, carnes magras y leche descremada, solo por nombrar algunas. Los alimentos ricos en proteínas son mejores porque te harán sentirte lleno por más tiempo, reduciendo los antojos y evitando que sientas hambre poco después de comer.

Comer proteínas después de un entrenamiento es increíblemente importante si buscas tonificar tu cuerpo y desarrollar músculo. La proteína lo ayudará a sentirse satisfecho después del entrenamiento, y los aminoácidos lo ayudarán a reparar los tejidos musculares y a construir sus músculos.

Baja ingesta de carbohidratos

Ya hemos discutido las diferencias entre los carbohidratos buenos y malos, pero también es importante limitarlos si usted está comiendo carbohidratos buenos o malos. Debes tratar de consumir la mayoría de tus carbohidratos en el desayuno o el almuerzo, para que no estén sentados en tu estómago durante la noche, mientras que tu cuerpo no consume mucha energía.

Consumir bajas cantidades de azúcar

Demasiado azúcar puede aumentar su riesgo de enfermedad cardíaca y deprimir la función cardíaca. El azúcar también es directamente una causa de la grasa del vientre y las caries. Demasiado azúcar puede incluso llevar a una condición llamada resistencia a la leptina, que puede llevar a una variedad de complicaciones de salud e incluso a la muerte. Demasiado azúcar es malo para el hígado, puede hacer que se bloquee durante todo el día, y es mejor evitarlo.

No puede eliminar todo el azúcar de su dieta ya que el azúcar se encuentra naturalmente en las frutas y otros alimentos, pero es mejor evitar el exceso de azúcar. Mejorará su capacidad para perder peso y estar más saludable.

Evite el exceso de sodio

Comer por encima de la cantidad diaria recomendada de sodio causa problemas cardíacos. Obliga al cuerpo a retener el agua, lo que lo hace sentirse hinchado y lo pone en riesgo de sufrir un ataque cardíaco. Evitar los alimentos ricos en sodio ayudará a que se sienta con más energía porque su corazón puede funcionar correctamente y ayudará a su cuerpo a eliminar las toxinas.

Ingesta de fibra

Para que su cuerpo funcione de manera eficiente, necesita aumentar la cantidad de fibra que consume en su dieta. La fibra tiene muchos beneficios para la salud, como reducir el azúcar en la sangre, reducir el colesterol en su cuerpo e incluso prevenir la formación de cáncer de colon. La fibra también ayuda en la digestión y la absorción de nutrientes.

No es difícil aumentar la ingesta de fibra. Al aumentar la ingesta de frutas y verduras en su dieta, agregará fibra de forma natural. Coma alimentos integrales, como panes, arroz y cereales. También te sentirás más lleno por más tiempo, lo que facilitará la pérdida de peso. Hay más fibra en el pan integral que en blanco y reemplazar el arroz integral por arroz blanco también es un truco fácil para aumentar su consumo de fibra. En general, debes incluir fibra en cada comida.

Consumo de agua

La mayoría de las personas andan deshidratadas porque no beben suficiente agua. A menudo, cuando muchas personas piensan que tienen hambre, en realidad tienen sed. Debe beber de 30 a 45 ml de agua por cada kilo. Entonces, si pesas 70 kg, debes beber de 2 a 4 lt de agua. Si está muy activo, debería estar en la parte alta de este cálculo. Beber mucha agua ayudará a eliminar las toxinas de su cuerpo y se sentirá mejor. Si siempre tienes agua cerca, lo mejor es que la bebas.

Capítulo 5: Recetas

Creando su dieta de días sin ayuno

Al crear su dieta, es importante que los hombres consuman 2,400 calorías por día y que las mujeres no consuman más de 2,000 calorías en los días sin ayuno si quieren perder peso. Debe establecer una cantidad asignada de calorías para cada comida y merienda, de modo que no coma en exceso por algún descuido. Aquí hay una muestra sencilla para un hombre, y luego se adapta a lo que funciona para usted con sus comidas.

Desayuno: 600 calorías.

Merienda: 250 Calorías

Almuerzo 600 calorías

Merienda: 250 calorías.

Cena: 600 calorías.

Una vez que decida dónde quiere utilizar la mayor cantidad de calorías, decida qué va a comer o se asegura de mantener esa cantidad cuando comience a preparar o pedir su comida.

A continuación, tenemos recetas que puede usar para planificar sus comidas. Estas recetas le dan un ejemplo de la variedad de alimentos que puede comer en los días de ayuno y banquetes.

Recetas de desayuno sin ayuno de día con menos de 500 calorías

Sándwich de muffin inglés con mantequilla de maní y plátano

Este sándwich de mantequilla de maní y plátano es una versión más saludable de un sándwich de mantequilla de maní tradicional. También es muy fácil de hacer cuando tienes prisa por la mañana.

Extienda cada mitad de un muffin de trigo integral tostado inglés con 1 cucharada. mantequilla de maní

Cubra cada mitad con ¼ de plátano rebanado

Agrega un puñado de arándanos al plato.

Calorías totales: 406

Omelette de tostada y huevo

Esta será una comida muy abundante cuando tenga un día largo o cuando tenga un entrenamiento riguroso planeado.

- Cocine 1 huevo y 2 claras de huevo en una sartén hasta que esté lo suficientemente sólido como para voltear.
- Añadir las espinacas, los tomates y queso mozzarella.
- Dobla los huevos por la mitad para crear una tortilla, haciendo que el queso se derrita por dentro.
- Añada dos trozos de pan tostado integral.

Calorías totales: 391

Burrito de desayuno

Un burrito de desayuno es excelente cuando quieres cambiar las cosas y estás buscando algo que se haga rápido.

- Un huevo grande revuelto.
- 2 cucharadas de queso cheddar rallado.
- 2 cucharadas de tomates picados.
- 2 cucharadas de salsa.
- Una tortilla de grano entero para envolver todo.

Calorías totales: 259

Tostadas francesas crujiente

Esta es una deliciosa tostada francesa crujiente que te dejará satisfecho, y se siente como una comida, aunque sea saludable.

- Batir 2 huevos medianos y 1 taza de leche.
- Machacar 1 taza de copos de maíz.
- Sumerja 2 trozos de pan integral tostado en la mezcla de huevo y luego en los copos de maíz.
- Poner en una hoja de horno antiadherente.
- Hornear a 200 grados. 3 minutos por cada lado.
- Servir con 2 cucharaditas. de miel natural.
- Añadir 1 taza de arándanos.

Calorías totales: 423

Muffins de banana

Estas son geniales para hacer por adelantado y puedes comerlas durante la semana, y combinarlas con diferentes frutas o jugos para mezclar las cosas.

- Precalentar el horno a 350 grados.
- Prepare una caja de muffin de maíz como se indica.
- Añadir la mitad de un plátano roto.
- Hornee como se indica en la caja.
- Añadir una taza de fresas.

Calorías: 474 para 2 Muffins y Fresas.

Día de ayuno Recetas de desayuno de menos de 100 calorías

Estas son todas opciones excelentes y saludables que puedes probar cuando tienes suficientes calorías para sacrificar, y puedes mezclar las frutas y nueces que pones en todas las comidas. Aquí hay 5 opciones de desayuno con menos de 100 calorías que querrá probar en los días en que está ayunando, y no quiere perder el conteo de calorías en una sola comida.

Yogur y fruta

Tome un envase de un yogur ligero que contenga menos de 100 calorías y agregue unas cuantas fresas o un puñado pequeño de arándanos, y podrá mantener menos de 100 calorías.

Pan de trigo, plátano y mantequilla de almendras

Con el pan de trigo bajo en calorías puede tomar una rebanada, untarla con una cucharada o menos de mantequilla de almendra y cortar trozos de plátano para cubrir la parte superior por menos de 100 calorías.

Huevo duro y una naranja

Prepare huevos duros por adelantado y coma uno con una naranja mientras sale por la puerta para un desayuno rápido y bajo en calorías. Calorías totales: alrededor de 100

Requesón y fresas

Mezcle la mitad de una taza de queso cottage sin grasa, junto con unas cuantas fresas picadas para una comida de relleno llena de calcio. Calorías totales alrededor de 90.

Muffin Inglés sándwich de huevo blanco

Tome un bollo inglés de grano entero bajo en grasa y sodio, agregue una clara de huevo, y cubra la clara de huevo con una rodaja de tomate. Calorías totales alrededor de 100.

Recetas de comidas sin ayuno

Crujiente Atún Wrap

Este es un giro fácil en un sándwich de atún que tiene proteínas, omega 3 y otros beneficios para la salud.

- Mezcle ½ lata de atún con ¼ de taza de yogur griego.
- Agregue 3 rebanadas de pimiento rojo picado y un trozo de apio.
- Extiéndalo sobre una tortilla de grano entero y agregue un puñado de espinacas pequeñas o lechuga romana.
- 1 taza de zanahorias pequeñas como lado con 3 cucharadas de hummus.

Calorías totales: 275

Burrito de frijol negro picante

Los frijoles negros no solo son ricos en proteínas y en relleno, sino que también son una gran fuente de fibra para su dieta.

- Coloque una tortilla de grano entero plana.
- Añadir ¼ taza de frijoles y la mitad de un aguacate en rodajas.
- Espolvoree ¼ de cebolla roja pequeña.
- Un chorrito de salsa picante.
- Combínelo con una docena de chips de tortilla y un ¼ de salsa.

Calorías totales: 375

Queso A La Parrilla Con Tomate Y Pavo

Este favorito de la infancia se ha vuelto más saludable y delicioso cuando agrega carne magra y verduras ricas.

- Rocíe un Panini o una máquina de asar con aceite de oliva.
- Ponga un pedazo de pan de grano entero hacia abajo.
- Agregue una rebanada de queso provolone, 3 rebanadas de pavo y dos rebanadas de tomate.
- Agregue la segunda pieza de pan integral y presione hacia abajo para cocinar.
- Añadir una manzana a la comida.

Calorías totales: 345

Pavo Pita Bolsillo

Esto es rápido, fácil y excelente si tiene que preparar su almuerzo para el día.

- Corta un bolsillo de pita por la mitad y

rellena cada lado con 3 piezas de pavo en rodajas, un cuarto de manzana en rodajas, una cucharada de queso rallado y una taza de espinacas baby.
- Coma la parte restante de la manzana.

Calorías totales: 400

- Tazón De Burrito De Pollo
- Agregue 1/4 taza de frijoles negros, 1 cucharadita. caldo de pollo, una pizca de comino y pimienta de cayena y una pizca de ajo en polvo. Mezclar todo junto.
- Mezcle 1/2 taza de col roja rebanada, 3 onzas de pechuga de pollo asada precocida, 2 cdas. de yogur griego sin grasa, 2 cdas. salsa fresca

Calorías totales: 350

Día de ayuno Recetas de almuerzo bajo 200 calorías

Setas cremosas de ajo en pan tostado

Tiempo de preparación: 5 minutos.
Tiempo de cocción: 10 minutos.

Tiempo total: 15 minutos.

Flora - Margarina Pro Active, 15 g

Diente de ajo, 1 diente medio (4 g) (pelado y picado)

100 g de champiñones, limpiados y pelados si es necesario (cortar en rodajas)

Filadelfia - Queso crema suave - Grasa completa - Ajo y hierbas, 20 g

1 rebanada de pan integral

Sal y pimienta para probar

Perejil fresco (para decorar)

- Ponga la mitad de la margarina en una sartén y caliente a fuego medio, antes de agregar el ajo; Cocine por 1 minuto y luego agregue los champiñones rebanados y cocine a fuego medio a bajo durante 5 a 7 minutos.
- Agregue el queso crema y cocine por otros 2 a 3 minutos, hasta que el queso crema se haya derretido en los champiñones. Sazone al gusto con sal y pimienta.
- Mientras tanto, tueste el pan y extienda

la margarina restante sobre él - córtelo en 4 triángulos y vierta los cremosos champiñones de ajo por encima y decore con perejil fresco.

Paso 4 Servir inmediatamente.

Calorías totales: 190

Salmón ahumado Pitta Pizza

1 pita de trigo integral

1 cucharada de queso crema Filadelfia - bajo en grasa - cebollino y cebolla - queso crema bajo en grasa Cebolleta y cebolla

Rebanadas de salmón ahumado 25 g

1/4 de cebolla roja, pelada y picada finamente.

1 cucharadita de alcaparras, escurridas

Hojas de lechuga de cordero, unos 40g.

Eneldo fresco o seco

1 rodaja de limón

- Precaliente el horno a 180C / 160C Ventilador / Gas Mark 4
- Unte el pan pitta con el queso crema bajo en grasa y luego cubra con los trozos de salmón ahumado. Dispersar la cebolla roja picada en la parte superior y luego las alcaparras.
- Hornee por 10 minutos, o hasta que el pan de pitta esté dorado y crujiente alrededor de los bordes.
- Sirva inmediatamente con una rodaja

de limón, y eneldo fresco picado (o un poco seco), así como algunas hojas de lechuga fresca de cordero.

Calorías totales: 198

Sopa minestrone

1 cucharada. aceite de colza prensado en frío

1 cebolla, finamente picada

2 dientes de ajo gruesos, machacados

2 tallos de apio, picados

2 calabacines medianos, picados

8 zanahorias medianas, picadas

100g de espinacas, picadas

3 x 400g latas de tomates picados

2 x 400g latas de frijoles cannellini

150 g de pasta de lubella (u otra)

5 pintas / 10 tazas de caldo de verduras

2 cucharadas. Pure de tomate

Una buena molienda de sal y pimienta recién molida.

Un generoso puñado de perejil fresco, picado.

- Saltear la cebolla en ajo en el aceite de colza hasta que esté suave y translúcida. Luego agregue el apio, el calabacín y las zanahorias y cocine

suavemente por unos minutos.
- Agregue los tomates, el puré de tomate, los frijoles, las espinacas y el caldo de verduras. Mezcle bien y deje hervir, luego reduzca el fuego, cubra y deje cocer a fuego lento durante 15 minutos.
- Agregue la pasta y cocine por otros 15 minutos. Sazone y agregue las hierbas frescas.

Calorías totales: 198

Sopa de tomate asado y ajo

500 g (1 libra 2 ozs) de tomates maduros, cortados en cuartos

2 cebollas rojas, peladas y cortadas en gajos.

1 bulbo de ajo, dividido en clavos, pelado.

1 pimiento rojo, sin semillas y troceado

Spray de cocina bajo en grasa

600ml (1 pinta) de caldo de verduras caliente

1 cucharada de vinagre balsámico

1 cucharada de salsa inglesa

Sal y pimienta negra

Albahaca fresca para adornar

- Precaliente el horno a 220C / 400F / Gas Mark 7 y ponga los tomates, las cebollas, el ajo y el pimiento rojo en una lata grande para asar; Sazone con sal y pimienta y rocíe con un poco de spray bajo en grasa. Asar por 45 minutos hasta que las verduras comiencen a carbonizarse en los bordes y estén suaves.
- Retire las verduras del horno y deje

enfriar durante unos minutos. Luego, haga un puré de todas las verduras en un procesador de alimentos con el caldo, el vinagre y la salsa Worcester.
- Inclina el puré en una cacerola y calienta durante 3 a 5 minutos antes de servir con hojas de albahaca frescas esparcidas sobre la sopa.
- Esta sopa también es maravillosa en frío, cocine como se indicó anteriormente y deje que se enfríe, si no hay espacio en la nevera, sírvala fría con unos cuantos cubitos de hielo en la sopa y las hojas de albahaca como antes.

Calorías totales: 70

Frijoles italianos

Para 4 personas

1 cucharada. aceite de oliva

4 dientes de ajo machacados

Estaño cortado en cubitos de 400g

2 cucharaditas de azúcar

2 x 400 g de latas de mantequilla, enjuagadas y escurridas

Pequeño racimo de albahaca, picado

Calentar el aceite en una cacerola mediana y freír el ajo durante 1 minuto. Añadir los tomates, el azúcar y el condimento. Punta en los frijoles y un chorrito de agua. Cubra y cocine a fuego lento durante 5 minutos. Agregue la albahaca y sirva.

Calorías totales: 140

Recetas de la cena del día sin ayuno

Bacalao Al Horno De Una Bandeja Provenzal

Porciones 2
Tiempo de preparación: 10 minutos.
Tiempo de cocción: 20 minutos.

1 pimiento rojo, sin semillas y cortado en gajos.
1 pimiento amarillo, sin semillas y cortado en gajos.
1 calabacín en rodajas gruesas
1 cebolla roja, pelada y en rodajas.
Spray de cocina de 1 cal.
2 x 150g de filetes de bacalao, sin piel
100 g de tomates cherry
30 g de aceitunas negras escurridas y enjuagadas
ralladura y jugo de ½ limón
1 cucharada. hojas frescas de orégano o tomillo
sal y pimienta

- Caliente el horno a 200°C / 400°F / marca de gas 6. Coloque los pimientos, el calabacín y la cebolla picados en una fuente para hornear poco profunda. Rocíe con un poco de aceite en aerosol para cocinar, sazone bien con sal y pimienta y ase durante 10 minutos.
- Coloque los filetes de bacalao encima, sazone y rocíe con aceite en aerosol para cocinar. Dispersar los tomates, las aceitunas y la ralladura de limón alrededor del pescado, y exprimir sobre el jugo de limón. Espolvoree con las hierbas, vuelva a sazonar y hornee durante 8 a 10 minutos, hasta que el bacalao haya adquirido un color blanco más denso (esto muestra que está cocido). Esparcir con las aceitunas y servir de inmediato.

Calorías totales: 247

Hamburguesas De Frijoles Picantes

Mexicanos

Para 4 personas
Calorías por porción: 244 con halloumi; 459 con pan de hamburguesa, halloumi, guacamole y ensalada
Tiempo de preparación: 20 minutos, más enfriamiento.
Tiempo de cocción: 20 minutos.

Spray de cocina de 1 cal.
1/2 cebolla roja, pelada y finamente picada.
4 cebolletas, finamente rebanadas
2 dientes de ajo, finamente picados
1 chile rojo grande, deseeded y finamente picado
2 cucharaditas de mezcla de especias mexicanas o cajún 10
1½ x 400 g de latas de frijoles mezclados, escurridos y enjuagados
1 huevo batido
50 g de migas de pan frescas
2 cucharadas. hojas de cilantro fresco picado

jugo de ½ lima
Queso feta bajo en grasa 75 g, desmenuzado
80 g de queso halloumi bajo en grasa
sal y pimienta

Extras opcionales por hamburguesa:
1 bollo de hamburguesa de granero tostado y tostado
1 cucharada. guacamole bajo en grasa
10g hojas de cohete
1 tomate, rebanado

- Rocíe una sartén antiadherente con un poco de aerosol para cocinar de 1 cal. Agregue la cebolla y las cebolletas, sazone con sal y pimienta y freír a fuego lento durante unos 5 minutos, hasta que se ablanden, pero no de color.
- Agregue el ajo, el chile y la especia Cajun, luego fríe durante 2 a 3 minutos. Pica en un tazón, agrega los frijoles y machaca aproximadamente.
- Deje que se enfríe un poco, luego agregue el huevo, las migas de pan, el

cilantro y el jugo de limón. Sazonar bien, luego mezclar para combinar. Revuelva suavemente en el queso feta desmenuzado.
- Moje sus manos ligeramente, luego forme la mezcla en 4 empanadas grandes. Enfriar en la nevera durante 20 minutos para reafirmar.
- Precaliente la parrilla a medio. Rocíe un poco más de aerosol para cocinar en una sartén a prueba de parrilla y caliente a fuego medio. Agregue las hamburguesas y fríalos por 3–4 minutos por cada lado, hasta que se doren. Cubra cada hamburguesa con una rodaja de halloumi, luego cocine a la parrilla durante 3 a 4 minutos, hasta que el queso burbujee y se derrita.
6. Sirva en panecillos tostados con guacamole, hojas de cohetes y tomates rebanados, si lo desea.

Calorías totales: 244 con halloumi. 459 con pan de hamburguesa, halloumi, guacamole y ensalada

Mejillones al estilo italiano

Para 4 personas

3 cucharadas de aceite de oliva virgen extra

4 filetes de anchoa en aceite

3 cucharadas de aceitunas deshuesadas 'secas', en rodajas

6 dientes de ajo, en rodajas finas

2 hojas de laurel

6 tomates grandes de ciruela, picados en trozos grandes

Vino blanco seco 150ml

1kg de mejillones limpios

Pan crujiente o papas fritas, para servir.

- Calienta el aceite suavemente en una sartén muy grande o en una olla. Agregue las anchoas y cocine a fuego lento durante unos minutos, hasta que empiecen a romperse. Agregue las aceitunas, el ajo, las hojas de laurel y los tomates, y cocine por 5 minutos. Vierta el vino y cocine a fuego lento durante 5 minutos.

- Agregue los mejillones, revuelva bien, cubra con una tapa y cocine a fuego medio durante 5 minutos, agitando la sartén de vez en cuando. Una vez que todos los mejillones se hayan abierto, sirva inmediatamente en tazones calientes.

Calorías totales: 218

Suela de limón de freír con mantequilla de camarones y alcaparras

Para 4 personas

50 g de mantequilla, más extra para freír

2 cucharadas de alcaparras, picadas aproximadamente

1 cucharada de perejil rizado finamente picado

4 filetes de suela de limón deshuesados

2 cucharadas de harina

Pizca De Pimienta De Cayena

Camarones de 57g en maceta marrón

Pimienta blanca molida

½ limón

Patatas hervidas, para servir.

- Derretir la mantequilla en una cacerola pequeña. Agregue las alcaparras y caliente durante unos minutos, luego agregue el perejil y deje reposar.
- Seque el pescado con pimienta de cocina y déjelo a un lado. Espolvoree la harina en un plato grande y sazone con pimienta de cayena y sal y

pimienta. Sumergir el pescado en la harina para cubrir ligeramente ambos lados.

- Caliente un botón de mantequilla en una sartén grande y, una vez espumada, agregue el pescado, con la piel hacia abajo. Cocine por 2 minutos, voltee y cocine por 1-2 minutos más hasta que esté completamente cocido.
- Agregue los camarones a la mantequilla de alcaparras, sazone con pimienta y un chorrito de limón; calentar suavemente. Servir con el pescado y las patatas hervidas.

Calorías totales: 280

Suelas de tapenade

Para 4 personas

8x75g aprox. Filetes de lenguado, sin piel (o use 4x150g aprox. filetes de cola de bacalao o eglefino, sin piel)

4 cucharadas de tapenade de aceitunas verdes

1 cucharada de aceite de oliva

Botón de 250 g de setas de castaño, en rodajas o en cuartos

100ml de vino blanco seco o vermut

1 cucharada de mostaza Dijon

50 g de mantequilla

1 cucharada de estragón fresco, finamente picado

Puré de cebolleta y espinacas marchitas, para servir.

Prepárelas hasta con un día de anticipación, simplemente manténgase frío en la nevera.

- Corte un cuadrado de Clingfilm y colóquelo plano sobre una superficie. Coloque los filetes de pescado, con la piel hacia arriba, en el centro de la plaza y sepárelos con ½ cucharadas de tapenade. Enrolla el pescado desde el extremo estrecho hasta el extremo grueso y enrolla el Clingfilm para encerrarlo, formando una forma de salchicha. Sigue girando los lados firmemente para sellar.

- Lleve una cacerola pequeña de agua a ebullición, agregue el pescado y cocine a fuego lento durante unos 7-8 minutos, hasta que esté cocido.
- Mientras tanto, caliente el aceite en una sartén grande, agregue los champiñones con una pizca generosa de sal y fríalos durante 10 minutos hasta que estén dorados. Dejar de lado. Caliente el vino y la mostaza en una sartén, forme una burbuja hasta que se reduzcan a aproximadamente 3 cucharadas. Bate la mantequilla, una perilla a la vez, hasta que quede cremosa y suave. Agregar los champiñones cocidos y el estragón y calentar, revolviendo.
- Retire el pescado de la envoltura de

plástico y corte cada uno por la mitad; Cuchara sobre la salsa y sirva.

Calorías totales : 283

Recetas de la cena del día de ayuno

Mezcla de queso de remolacha y cabra

225 g de remolacha cruda o cocida, en cubos (si se usa cruda, pele primero)

40 g de queso de cabra, desmenuzado

25g de brotes de guisante

- Mezcle la remolacha y el queso de cabra y sazone con sal y pimienta. Coloque la mezcla sobre un lecho de brotes de guisantes.
- Huevo Escalfado, Salmón Ahumado Y Espárragos

Calorías totales: 215

Huevo Escalfado, Salmón Ahumado Y Espárragos

Espárragos 80g

1 huevo

10 g de yogur natural bajo en grasa

1 cucharadita de eneldo, finamente picado

1 cucharadita de jugo de limón

50g de salmón ahumado salvaje de Alaska

- Cocer los espárragos en agua hirviendo durante 2-3 minutos. Escurrir y sumergir inmediatamente en agua helada.
- Escalfar el huevo.
- Para hacer el aderezo, combine el yogurt natural con el eneldo y el jugo de limón.
- Servir el salmón ahumado, los espárragos y el huevo escalfado con el aderezo a un lado.

Calorías totales: 195

Curry de gambas Pathai

95g de cebolla roja, en rodajas

100 g de langostinos crudos

1 cucharadita de pasta de tamarindo

1 puñado de hojas de cilantro fresco

Para la pasta masala.

1 cucharadita de semillas de cilantro

11/2 cucharadita de cúrcuma

1/2 cucharadita de semillas de comino

1 diente de ajo

1 chile rojo seco

- Primero, haga la pasta de masala agregando todos los ingredientes de masala a un procesador de alimentos. Bendice con 100 ml de agua para hacer una pasta fina.
- Agregue la pasta junto con la cebolla, las gambas, la pasta de tamarindo y la mitad del cilantro en una sartén. Llevar a ebullición y cocer a fuego lento durante aproximadamente 8 minutos, hasta que las gambas estén cocidas y la salsa haya espesado.

- Servir acompañado con el resto de cilantro.

Calorías totales: 140

Sopa de fideos caliente y amarga

Para 1 persona
Listo en 15 minutos

250 ml de caldo de pollo

250 ml de agua

1 cucharada. (25g) pasta de miso

3 cebolletas, peladas y ralladas

½ zanahoria, pelada y cortada en cerillas

½ palo de hierba de limón, finamente rallado

Pulgar de jengibre pequeño, pelado y cortado en cerillas.

1 chile rojo, sin semillas y cortado en aros.

100 g de champiñones, lavados y rebanados

200g de fideos konjac

1 cucharadita de vinagre de arroz

- Lleve el caldo de pollo, el agua y la pasta de miso a fuego lento. Agregue las cebolletas, la zanahoria, la hierba de limón, el jengibre, el chile y los champiñones. Cocine suavemente durante 10 minutos.
- Escurra los fideos a través de un tamiz y enjuague bajo el grifo durante aproximadamente un minuto. Coloque los fideos en una sartén amplia y caliéntelos a fuego alto durante 5 a 7 minutos, revolviendo ocasionalmente, hasta que los fideos estén secos y ya no estén al vapor.
- Transfiera los fideos a un recipiente ancho. Agregue el vinagre de arroz a la sopa caliente y vierta sobre los fideos. Servir inmediatamente.

Calorías totales: 115

Hamburguesas de frijoles picantes

Para 4 Hamburguesas • PREP 5m • COCINAR 8m

1 × 400 g de latas de cannellini, enjuagadas y escurridas

1 cucharada. Pure de tomate

50g de harina de pan integral

4 cebolletas, cortadas y picadas

1 diente de ajo, pelado y triturado.

1 cucharadita de hojuelas de chile

Sal y pimienta negra recién molida.

4 cucharaditas de aceite de girasol (1 cucharadita por hamburguesa)

• Use un triturador de papas para machacar bien los frijoles. Agregue el puré de tomate, las migas de pan y las cebolletas y el ajo machacado. Añadir los chiles y un poco de sal y pimienta. Mezclar bien.

• Divide la mezcla en 4 porciones y forma bolitas. Colocar en una bandeja o plato para hornear. Aprieta la pelota hacia abajo con la palma de tu mano para formar una hamburguesa. Las hamburguesas se pueden enfriar en esta etapa y se mantendrán refrigeradas durante 2 días.

- Cuando esté listo para cocinar las hamburguesas, caliente el aceite en una sartén a fuego medio. Agregue las hamburguesas a la sartén y cocine por 3-4 minutos de cada lado hasta que estén doradas. Servir caliente.

Calorías totales: 118

5 postres de día sin ayuno

Sorbete de limón

Sirve: 4-6

120g (4oz) de azúcar en polvo

Ralladura de 1 limón

Jugo de 5 limones

1 clara de huevo mediana

- Haga un jarabe con el azúcar, 300 ml (½ pt) de agua y la ralladura de limón, luego cocine a fuego medio. Revuelva hasta que el azúcar se haya disuelto completamente. Deje enfriar.
- Exprima y tamice los limones, luego vierta el jugo en el almíbar enfriado.
- Revuelva bien, luego pruebe para comprobar que la mezcla tiene suficiente limón, ya que el jugo producido por los limones varía, y posiblemente necesite uno más.
- Verter la mezcla en un recipiente y transferirla al congelador.
- Cada hora aproximadamente, bata bien la mezcla para asegurarse de que no forme grandes cristales de hielo.

- Devuelva rápidamente el recipiente al congelador después de cada mezcla. Este procedimiento debe ser seguido durante varias horas.
- Cuando la mezcla parezca que está comenzando a fraguarse, bata la clara de huevo hasta que esté rígida, luego dóblala con cuidado en el sorbete de fraguado. Use un movimiento de corte cuando lo doble, en lugar de batir, para no perder demasiado aire.
- Vuelva al congelador nuevamente y deje hasta que la mezcla esté completamente sólida.
- Consejos: Si se sirve en vasos se congelan los bordes con azúcar. Solo humedezca con jugo de limón, luego sumérjalo en azúcar. Para servir en una cáscara de limón, corte la parte superior de 4-6 limones. Con cuidado saque los interiores (utilícelos para el jugo). Siga la receta hasta el paso 7 y, después de agregar la clara de huevo, rellene los limones ahuecados con el sorbete. Vuelva a colocar las tapas de limón y congelar hasta que esté sólido.

Calorías totales: 81

Compota de frutas de invierno

4 peras maduras firmes, peladas y cuarteadas.

1 vaina de vainilla, dividida en dos y semillas raspadas

4 cucharadas. miel clara

1 canela en rama

Ralladura finamente rallada y zumo de 1 naranja.

200 g (7 oz) de albaricoques listos para comer

200g (7oz) de ciruelas pasas listas para comer

50 g (2 oz) Craisins (o arándanos secos)

Cordial de flor de saúco de 100 ml (3½ fl oz).

- Coloque las peras en una sartén lo suficientemente grande como para que se ajusten cómodamente en una capa y cubra con 450 ml (¾ pinta) de agua. Agregue la vaina de vainilla y las semillas, la miel, la ramita de canela, la ralladura de naranja y el jugo.
- Poner a fuego lento, tapar y cocinar

durante 10 minutos hasta que las peras estén tiernas.
- Agregue los albaricoques, las ciruelas pasas, Craisins y elderflower cordial, cubra y deje enfriar.
- Almacenar, cubierto, en la nevera hasta 1 semana.

Calorías totales: 184

PannaCotta De Frambuesa

Para 4 personas

4 hojas de gelatina

350 ml de leche

300 g de frambuesas

50 g de crema mitad de grasa fraîche

7-8 cucharadas de edulcorante granular bajo en calorías

También necesitarás:

4-6 x 200ml moldes metálicos individuales o moldes.

Use leche desnatada para hacer que este postre sea aún más bajo en grasa.

- Coloque las hojas de gelatina en un tazón, vierta sobre agua fría (se necesita suficiente agua para cubrir las hojas de gelatina) para cubrir y luego deje en remojo durante 5 minutos hasta que se ablanden.
- Calentar la leche en una cacerola pequeña hasta que esté casi hirviendo. Retire la gelatina del agua y exprima el exceso de humedad. Luego revuelva en la leche caliente hasta que

se disuelva. Dejar enfriar un poco.
- Coloque 150 g de frambuesas en un tamiz fino, luego presione a través de la parte de atrás de una cuchara hasta obtener un puré de frambuesas. Mezcle el puré junto con la crema fresca y 5 cucharadas de Canderel, descartando las semillas. Agregue un poco de la mezcla de leche enfriada hasta que quede suave. Luego agregue la mezcla de leche restante.
- Engrase ligeramente 4-6 moldes metálicos individuales o moldes. Divida la mezcla entre estos y luego déjelos en el refrigerador durante al menos 6 horas o toda la noche hasta que se endurezcan.
- Para desmoldar, golpee el fondo y vacíe en un plato o sumerja el fondo del molde en agua caliente antes de colocarlo en un plato para servir. Presione las frambuesas restantes a través de un tamiz, deseche las semillas y mezcle con el resto de Canderel para probar. Rocíe esto alrededor de cada plato antes de servir.

Calorías totales : 11

Manzanas Al Horno De Frutas Y Nueces

Para 4 personas

4 comiendo manzanas, sin corazón

2 cucharadas de azúcar morena

2 cucharadas de pasas

25 g de mantequilla

1 cucharada de canela

Jugo de manzana 200 ml

1 cucharada de miel

200 g de moras

50g de almendras en escamas

Intente usar una variedad de manzanas Gala, Golden Delicious o Honey crujientes para lograr el equilibrio perfecto entre dulce y agrio.

- Precaliente el horno a 180 ° C / 350 ° F / marca de gas 4) Corte la parte superior de cada manzana, pero no deseche ni pele cada fruta.
- Ponga las pasas, el azúcar, la mantequilla y la canela en un procesador de alimentos y pulse varias veces para obtener una mezcla gruesa y

texturizada.
- Rellena cada cavidad de manzana con la mezcla y agrega las tapas. Coloque las manzanas en un plato poco profundo sobre la prueba y vierta sobre el jugo de manzana.
- Hornear durante 30 minutos o hasta que estén tiernos. Espolvoree sobre las almendras y las moras y sirva inmediatamente caliente.

Calorías totales: 120

Frutas asadas de verano

4 nectarinas o melocotones, empedrados a la mitad o en cuartos

4-6 ciruelas, empedradas a la mitad o en cuartos

4 higos

Canela en rama

Vaina de vainilla

200g de azúcar en polvo

2 cucharadas de agua

Yogur de miel de estilo griego

Use las sobras para el desayuno. Las frutas asadas saben muy bien en papilla o con muesli y yogurt.

- Precaliente el horno a 190 ° C / 375 ° F / Gas 5.
- Tome un plato para horno y coloque la fruta en el plato para que esté bien apretado.
- Agregue el palito de canela, divida la vaina de vainilla ligeramente por la mitad para liberar las semillas y el sabor.

- Espolvorear sobre el azúcar y el agua.
- Asa las frutas en el horno hasta que las frutas estén suaves, comience a partirse y tendrá una deliciosa salsa pegajosa formada con los jugos.
- Servir mientras aún está caliente con una buena cucharada de yogur de miel.

Calorías totales: 10

5 postres de ayuno

Panqueques de coco

Porciones: 12-16

125g (4 oz) de harina de llano

Pizca de sal

2 cucharaditas de azúcar en polvo, opcional

2 huevos medianos

Lata de coco de 165 ml, elaborada hasta 300 ml (1/2 pulgada) con leche semidesnatada

Leche semidesnatada o con toda la grasa de 300 ml (½ pinta)

1-2 cucharaditas de aceite de girasol, para cocinar

Cuñas de lima, azúcar y coco rallado tostado para servir, opcional

- Para hacer la masa: Tamice los ingredientes secos en un tazón para mezclar. Hacer un pozo en el centro.
- Agregue los huevos y aproximadamente un tercio de la leche de coco y la leche. Batir juntos para

hacer una masa espesa y cremosa con burbujas que salen a la superficie. Agregue el resto de la leche de coco y la leche (si está usando un procesador de alimentos, agregue harina, sal, azúcar, huevos y la mitad de la leche de coco y la leche hasta que esté suave. Agregue el resto de la leche de coco y leche y pulso que en.

- Para cocinar panqueques: use una sartén para sartenes de 16-18 cm, preferiblemente antiadherente. Calienta la sartén y pincela un poco de aceite sobre la base. Vierta un chorro fino de masa, cubriendo la base de manera uniforme, pero no demasiado espesa. Cocine a fuego medio o bajo hasta que los bordes estén teñidos de marrón y se separen de los lados de la sartén.
- Voltee el panqueque y cocine hasta que esté dorado. Encienda una placa calentada y resistente al calor. Intercala panqueques con papel antigrasa. Cubrir y mantener caliente.
- Si se prepara con anticipación:

- Coloque los panqueques apilados en una bolsa de polietileno y manténgalos en el refrigerador por 3-4 días o congele por hasta 3 meses. Descongele los panqueques, todavía envueltos, a temperatura ambiente durante aproximadamente 2 horas, o en la nevera durante la noche.
- Para descongelar rápidamente:
- Desenvolver, separar y dejar a temperatura ambiente durante 15 minutos.
- Vuelva a calentar los panqueques en una sartén ligeramente engrasada a fuego alto durante unos 30 segundos. Sirva con rodajas de limón, azúcar y un poco de coco rallado tostado para espolvorear sobre ellos.

Calorías totales: 54

Pudin de arroz de almendra de vainilla

Para dos personas

Arroz Ambrosia

Mantequilla

Leche desnatada

- Comience con un poco de arroz Ambrosia y mantequilla en una sartén.
- Encienda su hornilla a fuego medio, derrita la mantequilla y mezcle el arroz para cubrirlo.
- La leche. Leche descremada para ser exactos. Vierta en una taza.
- Usted quiere cubrir el arroz alrededor de 1 / 4-1 / 3 pulgada con leche. Revuelve esto continuamente hasta que tu arroz absorba la leche y se espese.
- Puede ver que a medida que lo agita, se mantendrá a un lado, esto es cuando sabe agregar más leche.
- Así que siga agregando y revolviendo hasta que toda la leche haya sido vertida y el arroz haya empapado todo.
- Ahora, como algunos últimos pasos, vierta un poco de medio y medio sin

grasa, un poco de edulcorante, un poco de pasta de vainilla y un poco de extracto de almendra.

Calorías totales : 120

Budín de banana casero

Sirve: 4-6

4 tazas de leche baja en grasa

2 cajas de budín de vainilla instantáneo sin azúcar

4-6 bananas

2 cajas de obleas de vainilla sin azúcar

1 recipiente sin azúcar CoolWhip

Método

Mezclar la leche y el pudín hasta que espese.

- Coloque las obleas de vainilla en un tazón y cúbralas con bananas.
- Verter la mezcla de pudín sobre los plátanos y esparcir con CoolWhip.
- Repítalo colocando capas de obleas de vainilla, bananas y pudín hasta que lo haya usado todo.
- Refrigere por aproximadamente 2 horas antes de servir.

Calorías totales: 10

Muffins de fresa in grasa

Porciones: 8

1 y 1/4 tazas de harina para todo uso

1/4 taza de azúcar blanco

1/4 taza de azúcar marrón claro, empacado

1/2 cucharadita de bicarbonato de sodio

1/2 cucharadita de canela molida

1 plátano mediano, dividido (machacar 1/2 y cortar la otra mitad en rodajas muy finas)

1/4 taza de compota de manzana

1 clara de huevo, batida

1 cucharadita de extracto de vainilla

1 taza de fresas picadas

- Precaliente el horno a 350F grados. Rocíe la bandeja para muffins con aceite en aerosol. Dejar de lado.
- En un tazón grande, revuelva para combinar la harina, los azúcares, el bicarbonato de sodio y la canela. Cortar el plátano por la mitad y triturar la primera mitad con un tenedor y cortar la segunda mitad en rodajas finas

(déjelas a un lado).
- Agregue el puré de plátano a los ingredientes secos y revuelva.
- Agregue la compota de manzana, la clara de huevo batida, la vainilla y revuelva hasta que esté * justo * combinado. No haga sobre mezcla.
- Dobla suavemente las fresas y las rodajas de plátano. Vierta la masa en la bandeja para muffins, llenando aproximadamente 2/3 del camino hacia arriba. Hornee por 15 minutos, o hasta que al insertar un palillo en el medio, salga limpio.
- Los muffins se mantienen frescos y suaves hasta 7 días en un recipiente hermético. Los muffins se congelan bien.

Calorías totales: 90 por panecillo

Galletas con trozos de chocolate sin gluten

Porciones: 12

1 7/8 tazas (260 g) de harina sin gluten para todo uso

1 cucharadita de goma xantana (omita si su mezcla ya la contiene)

6 1/3 cucharadas (57 g) de maicena

1/2 cucharadita de sal kosher

1 cucharadita de bicarbonato de sodio

2/3 taza (133 g) de azúcar granulada

1/2 taza (109 g) de azúcar marrón claro empacado

6 cucharadas (84 g) de mantequilla sin sal, a temperatura ambiente

5 cucharadas (60 g) de manteca vegetal, derretida y enfriada

1 cucharada de extracto puro de vainilla

1 huevo (60 g, sin cáscara) + 1 yema de huevo a temperatura ambiente, batido

1 taza (6 onzas) de chips de chocolate semidulces, mezclados con 1 cucharadita de maicena

- Precaliente su horno a 325 ° F. Cubra las hojas para hornear con papel pergamino sin blanquear y déjelas a un lado.
- En un tazón grande, coloque la mezcla de harina sin gluten de uso múltiple, la goma xantana, la maicena, la sal, el bicarbonato de sodio y el azúcar granulada, y batir para combinar bien.
- Agregue el azúcar marrón claro y mezcle una vez más para combinar, resolviendo los grumos del azúcar marrón.
- Cree un pozo en el centro de los ingredientes secos, y agregue la mantequilla, la manteca, la vainilla, el huevo y la yema de huevo, mezclando para combinar bien después de cada adición.
- La masa será espesa y suave. Agregue los chips que se lanzan con la maicena y mezcle hasta que se distribuyan uniformemente por toda la masa.
- Divida la masa en trozos de aproximadamente 2 1/2 cucharadas cada uno, enrolle cada uno firmemente

en una bola y luego colóquelos a una distancia de aproximadamente 2 pulgadas sobre las bandejas para hornear preparadas.
- No aplaste las bolas de masa.
- Coloque las bandejas para hornear en el refrigerador o congelador para enfriar hasta que estén firmes (aproximadamente 1 hora en el refrigerador, o 10 minutos en el congelador).
- Una vez que la masa se haya enfriado, colóquela en el centro del horno precalentado y hornee durante 12 minutos, o hasta que las bolas de masa se hayan derretido y se hayan extendido y las galletas queden en el centro.
- Estarán ligeramente dorados alrededor de los bordes, y algunos pueden incluso estar ligeramente húmedos hacia el centro. Tenga cuidado de no hornear demasiado las galletas.
- Retire del horno y deje que se enfríe durante al menos 10 minutos sobre la bandeja para hornear o hasta que esté

firme.

1 galleta = 49 calorías

Capítulo 6: Lista de compras de un mes

Este capítulo le dará una idea de lo que necesita para abastecerse para la dieta 5:2. Esto incluye los ingredientes necesarios para preparar las recetas del último capítulo y las cosas buenas que debes tener ala mano para dar sabor a los alimentos, que son bajos en calorías y que necesitará. Utilice esta lista para crear su propia lista de compras.

Ingredientes de la receta

- Mantequilla de Maní
- Muffins De Trigo Ingleses
- Plátanos
- Espinacas
- Queso mozzarella
- Pan de trigo
- Queso cheddar
- Tortillas de grano
- Leche libre de grasa
- Hojuelas de Maíz
- La mezcla para muffins de maíz
- Mantequillade almendras
- Lechuga romana
- Frijoles negros
- Carne de pavo

- QuesoCrema
- SalmónRebanado
- Aceite rebosado
- Cannellini frijoles
- Puré de tomate
- Vinagre balsámico
- Salsa inglesa
- Mantequilla frijoles
- Filete de bacalao
- Aceitunas negras
- Mezclado frijoles
- queso feta
- Anchoas
- Mejillones
- filetes de lenguado
- Camarón
- Papas blancas
- mostaza de Dijon
- Estragón
- Remolacha raíz
- Cabra queso
- Brotes de guisante
- Langostinos
- Pasta de miso
- Hoja de limón
- Jengibre

- TallarinesKonjac
- Vinagre de arroz
- Azúcar morena
- Peras
- Vainas de Vainilla
- Miel
- Palo de canela
- Albaricoques
- Ciruelas
- Pasas, arándanos
- Hojas de gelatina
- Crema fraîche cero de grasa
- Edulcorante sin azúcar
- El azúcar moreno
- Pasas o arandanos secos
- Grenetina
- Jugo de manzana
- Almendras
- Duraznos
- Ciruelas
- Higos
- Harina
- Coco Leche
- Aceite de Girasol
- Arroz Ambrosia
- Pudding de vainilla libre de azucar

- Coba
- Manteca vegetal
- Extracto de Vainilla
- Chips de chocolate semidulce

Mejoradores de Sabor:

- Pimienta negra
- Ajo
- Ajo en polvo
- chile
- salsa
- Pimiento rojo
- Salsa picante
- eneldo
- Ajo
- alcaparras
- Comino
- pimentón Cayenne
- Albahaca
- Orégano
- Tomillo

Bajo en calorías Frutas y verduras:

- Frambuesas
- Arándanos

- Moras
- Pomelo
- Las manzanas
- Naranjas
- Limón
- Lima
- Apio
- Rúcula
- Espárragos
- Brócoli
- Coles de Brusselas
- Repollo
- Chícharos
- Papas dulces
- Lechuga
- Las remolachas
- Coliflor
- Hongos
- Los tomates
- Nabos
- Calabacín
- Espinacas
- Pimientos de cualquier tipo
- Cebollas
- Calabaza

- Rábanos
- Hinojo
- Zanahorias
- Cebollas

Proteína
- Pechuga de pollo sin hueso
- Huevos
- pavo tocino
- Salmón
- Único
- Atún
- Requesón sin grasa
- Yogur sin grasa
- Yogur griego sin grasa

ArtículosNecesarios
- Pan integral
- Pita de grano entero
- Tortillas de grano entero
- Pollo caldo
- Caldo de verduras
- Cocina rociar
- Cajun especia
- Aceite de oliva virgen extra
- Cilantro semillas

- Cúrcuma

Conclusión

La dieta 5: 2 puede ser la solución que ha estado buscando. Sin sentirse privado y sin renunciar a todos los alimentos que le gustan, puede comer mejor, tener más energía y perder peso. ¡Te sentirás mejor, te verás genial y tomarás el control de tu vida! Todo lo que tienes que hacer es dar el primer paso. ¡Elegir seguir la dieta 5: 2 puede y cambiará tu vida!

Gracias de nuevo por leer. ¡Aquí está una persona más saludable!

Parte 2

Introducción

¡Bienvenido!
Si ya comenzó a seguir la dieta 5: 2, siga leyendo. Si ha comprado este libro porque está intrigado por lo que es (¡Guau! ¡Una dieta en la que puedo comer 7 comidas al día! - Lo siento, no ...), entonces puede pasar a la página 3 por un corto Resumen de los antecedentes y beneficios.

Como seguidores de mucho tiempo de la dieta rápida 5: 2, entendemos lo fácil que es cansarse de la dieta después de un tiempo: los mismos alimentos básicos, dos veces por semana, mes tras mes. Es fácil llegar a la rutina de las mismas opciones bajas en calorías simplemente para ahorrar esfuerzo. El entusiasmo inicial por comenzar algo nuevo se desvanece rápidamente una vez que la euforia desaparece y comienza el trabajo pesado.

Encontrar opciones creativas e interesantes para el desayuno ha sido especialmente desafiante. Una fruta satisfará las limitaciones calóricas (y es una excelente opción para las mañanas apuradas), pero ¿qué pasa con los desayunos calientes, los cereales y los panes?

La clave para un día exitoso bajo en calorías es la preparación. Si se despierta por la mañana y descubre que no tiene nada en el armario que le brinde una porción de buen tamaño para comer sin usar toda su cantidad de calorías, entonces será una lucha.

Con estos pensamientos en mente, nos propusimos desarrollar un conjunto de 5: 2 recetas de desayuno amigables, que incluyen comidas preparadas, opciones rápidas para llevar e incluso platos calientes de carne y papas. Hemos organizado las recetas en 4 secciones:

Menos de 50 calorías, para cuando ahorre la mayor parte de su asignación de día rápido para más adelante en el día;

50-100 calorías, para personas que hacen dieta que prefieren 5-6 comidas pequeñas o refrigerios durante sus días de ayuno;

100-200 calorías, para la dieta de tres cuadrados al día en la que cada comida es aproximadamente 1/3 de la asignación

diaria; y
200-300 calorías, para aquellos que dividen sus calorías diarias en dos comidas principales.

La siguiente sección ofrece una descripción general rápida de la dieta rápida 5: 2 y analiza las estrategias de planificación de comidas y consejos de supervivencia con más detalle. También hemos incluido cuadros de frutas comunes y otros alimentos aptos para el desayuno que enumeran las calorías por gramo, junto con los tamaños de las porciones típicas.

Una nota sobre los ingredientes: lo que no encontrará en ninguna de estas recetas son edulcorantes artificiales y otros alimentos "dietéticos". Creemos que el 5: 2 es un plan de alimentación para toda la vida, no un plan de adelgazamiento rápido, y como tal, debe ser sostenible y saludable a largo plazo. Sin comentar sobre la investigación conflictiva y a veces desagradable sobre los efectos a largo plazo de los edulcorantes artificiales, preferimos errar por precaución y centrarnos en alternativas naturales y saludables.

Descripción general de la dieta rápida 5: 2

La dieta 5: 2 (también escrita como 5 + 2) es un plan de alimentación basado en el concepto de ayuno intermitente (IF). Como su nombre lo indica, IF alterna los días de mayor cantidad de calorías con los de menor cantidad de calorías, la teoría es que estos cambios de calorías provocan que el cuerpo produzca una gran cantidad de productos químicos beneficiosos. Debido a que se cree que los químicos que se liberan previenen los trastornos médicos a menudo asociados con el envejecimiento, como la diabetes y la demencia de inicio en adultos, la IF se ha promocionado durante años como una dieta antienvejecimiento.

La dieta 5: 2 utiliza los principios básicos de la IF (días altos y bajos en calorías), pero agrega un poco más de estructura para que el plan de dieta sea más fácil de seguir. Tenga en cuenta que las calorías "altas" significan la ingesta normal recomendada. Esta no es una dieta de atracones y, de hecho, es más probable que descubras que en los días no rápidos serás más consciente de cuántas calorías estás comiendo y reducirás en comparación con tus hábitos. antes de probar la dieta.

No es una dieta para perder peso per se, pero la mayoría de las personas que siguen la dieta descubren que pierden algo de peso y que se mantiene perdido. Volveremos a esto en breve.

Cómo funciona

La dieta 5: 2 es uno de los planes de alimentación más simples a seguir que hemos encontrado. Sin listas de alimentos, sin puntos, sin requisitos de ejercicio. Simplemente elija dos días en su semana para ser sus "días rápidos" y solo en estos días, restrinja sus calorías totales a 500 para mujeres, 600 para hombres. Durante el resto de la semana puedes comer lo que quieras (bueno, casi). Eso es básicamente todo!

Algunos puntos más finos:

1. Los días rápidos se pueden realizar en

cualquier período de 24 horas. Entonces, en lugar de un día tradicional, puede distribuir sus 500/600 calorías desde el mediodía hasta el mediodía, o de 6 p.m. a 6 p.m., o lo que sea mejor para su horario. Por ejemplo, podría tener un desayuno y almuerzo regular (digamos hecho antes de las 12:30), seguido de una cena ligera y un desayuno ligero a la mañana siguiente, y luego regresar a un almuerzo regular (después de las 12:30 del día siguiente).

Dicho esto, descubrimos por experiencia personal que "sentimos" más beneficios de la dieta al apegarnos a un solo día, probablemente porque eso prolonga el tiempo rápido al dormir un bloque en cada extremo.

2. que los dos días de ayuno no se realicen consecutivamente. Deben estar separados por al menos un día, presumiblemente para evitar que el cuerpo entre en modo hambre por reducciones prolongadas de calorías.

3. Si necesita una ingesta alta de calorías, debido a un ejercicio regular o un trabajo manual, es posible que necesite aumentar

su asignación de calorías en los días de ayuno. Por otro lado, si eres de constitución leve, entonces puedes encontrar que puedes bajar por debajo de los 500/600 recomendados: algunas personas incluso llegan al extremo de dos días de cero calorías por semana.

¿Funciona?

Los dos beneficios principales promocionados por IF son la mejora de la salud y la pérdida de peso. Aquí hay un resumen de la evidencia médica de cada uno.

Mejora de la salud: la mayoría de los estudios médicos formales sobre IF se basan en pruebas en animales, que no son necesariamente concluyentes para los humanos. Según los informes, un estudio realizado por el Instituto Nacional del Envejecimiento relacionó la IF con niveles más bajos de IGF-1, un biomarcador asociado con las enfermedades de Alzheimer y Parkinson, pero los resultados son difíciles de evaluar. Otras agencias, como el Servicio Nacional de Salud del

Reino Unido, descartan por completo los beneficios para la salud de la IF y sugieren firmemente que se evite la dieta.

Sin embargo, aparte de los estudios médicos formales, hay muchas pruebas anecdóticas, testimonios personales y estudios informales, que sugieren que el 5:2 puede ayudar a reducir el riesgo de cáncer y enfermedades cardíacas, y aumentar la energía en general. El Dr. Mosley rastreó sus niveles de colesterol y azúcar en la sangre mientras seguía el 5:2, y midió disminuciones significativas en ambos después de solo nueve semanas.

Pérdida de peso: este es un poco complicado. Si mantiene sus calorías en los días no rápidos a niveles "normales" - aproximadamente 2000 para mujeres y 2400 para hombres - perderá peso. La matemática es simple: su déficit calórico semanal de IF es de aproximadamente 3000 para las mujeres, 3600 para los hombres. Dado que cada 3500 calorías ahorradas equivale a una libra de pérdida de peso, esto significa que los hombres pueden esperar bajar aproximadamente una libra por semana, las mujeres un poco menos (aproximadamente el 85% de una libra, o aproximadamente 6 libras cada 7 semanas). Sin embargo, esto supone que tenías un peso estable para empezar, y no agregabas lentamente las libras.

Agregar solo un poco de ejercicio ligero puede ayudar a acelerar la pérdida de peso. Por ejemplo, una caminata moderada de 30 minutos quema aproximadamente 100 calorías. Hacer esto tres veces por semana aumentará las dietas femeninas casi a la marca de una libra / semana.

Por otro lado, comer en exceso en los días no rápidos puede reducir su pérdida de peso a la nada. Aún obtendrá los beneficios para la salud y el impulso antienvejecimiento, pero su cintura no se moverá.

Tips de supervivencia

La dieta 5: 2 es uno de los planes más fáciles de seguir, pero hay cosas que puede hacer para que sea aún más fácil:

No necesita comprometerse con los

mismos dos días rápidos cada semana. Revise su horario para la semana que viene y elija los dos días que tengan más sentido. Solo asegúrese de dejar un bloque de 24 horas de tiempo no rápido en el medio.

Beba mucha agua en los días rápidos (8-10 vasos) para evitar el hambre y la deshidratación. El caldo claro, la sopa de miso y el café / té también pueden ayudar, pero asegúrese de incluir las calorías, particularmente la leche si la toma en café o té. Busque productos bajos en sodio para prevenir la hinchazón.

Podría tomar algunas pruebas llegar a una distribución rápida de calorías que funcione para su cuerpo. Algunas personas prefieren comer un desayuno ligero (~ 200 calorías) y una cena ligera, y saltear el almuerzo por completo. Otros almuerzan a media tarde y se saltan la cena. Lo que me funciona personalmente es un desayuno de 100 calorías, un almuerzo de 150 calorías, un refrigerio por la tarde de 100 calorías y una cena de 150 calorías. También reservo alrededor de 10 calorías para tomar caldo de pollo o verduras después del trabajo. Lea más sobre la distribución de calorías en la siguiente sección.

Concéntrese en verduras y proteínas magras en sus días rápidos para sentirse más lleno y mantener su energía. Un par de galletas bajas en calorías pueden ajustarse a los requerimientos de calorías, pero pueden llevarlo a un nivel bajo de energía. Me gustan las frittatas de clara de huevo y verduras, las sopas de verduras (hechas con caldo, no leche o crema) y las ensaladas de atún, jamón, salmón, etc. Proporcionan una comida completa pero con muchas menos calorías.

La planificación anticipada de sus comidas rápidas puede ayudarlo a alejarse de la comida y el hambre. Intento esbozar el plan alimenticio de todo el día la noche anterior para asegurarme de que mis calorías se distribuirán a lo largo del día y que obtengo una variedad equilibrada de alimentos. Planificar con anticipación también puede ayudar a que cada comida pequeña sea lo más abundante posible.

El uso de pesas para calcular las calorías en lugar del volumen para muchas frutas y verduras puede ayudar a garantizar un recuento preciso de calorías. Puedes empacar muchas más setas en rodajas o fresas en rodajas en una medida de una taza que dejarlas enteras, ¿verdad? Simplemente buscar las calorías por taza, a menos que especifiques enteras o en rodajas, te pondrá por encima de tu límite o te dejará sin cambios. Recomendamos usar una báscula de comida económica para pesar todo, luego usar el peso para determinar las calorías.

Aumentar el nivel de condimento en los días rápidos realmente parece engañar a su cerebro para encontrar las comidas más pequeñas más satisfactorias de lo que probablemente sean. Las calorías en el condimento aún deben contarse, pero generalmente son mínimas, alrededor de 5 por cucharadita. Creo que las mezclas picantes y picantes realmente pueden ayudar, como el condimento de fajita en pollo, el condimento criollo en huevos y salsa sriracha en vegetales.

FRUTA	CALORÍAS POR GRAMO (cal/g)	TAMAÑO DE PORCIÓN TÍPICA	CALORÍAS POR PORCIÓN
Fruta estrella (carámbola)	.31	1 mediana (91 g)	28
Fresas	.33	1 taza (144 g)	47
Melón (Cantalupo)	.34	1 taza (160 g)	54
Melocotón	.39	1 mediano (160 g)	59
Sandía	.40	1 taza (152 g)	46
Pomelo	.42	1/2	52

		mediano (123 g)	
Moras	.43	1 taza (144 g)	62
Papaya	.43	1 pequeña (157 g)	67
Ciruela	.46	1 mediana (66 g)	30
Naranja	.47	1 mediana (131 g)	62
Albaricoque	.48	2 medianos (70 g)	34
Cerezas (Guindas)	.50	1 taza (103 g)	51

Piña (Ananas)	.50	1 taza (165 g)	82
Manzana	.52	1 mediana (182 g)	95
Frambuesa	.53	1 taza (123 g)	65
Arándanos	.57	1 taza (148 g)	85
Pera	.57	1 mediana (178 g)	102
Mango*	.60	1 taza (165 g)	99
Kiwi	.61	1 mediano (69 g)	42
Guayaba	.68	1 taza (165 g)	112
Uvas*	.69	1 taza (151 g)	104
Banana*	.89	1 mediano (118	105

		g)	
Maracuya *	.97	2 futas (36 g)	34

Estrategias de planificación de comidas

Independientemente de cómo distribuya sus calorías, es importante mezclar los tipos de alimentos que le dan calorías.

Para el desayuno, mezclar una pequeña cantidad de cereal con su fruta le dará azúcares de liberación lenta para verlo durante la mañana. Los cereales tienden a ser altos en calorías (hasta 4 por gramo), así que vaya con calma y use leche descremada si debe comer algo. Incluso puede salirse con una pequeña cantidad de tocino a la parrilla si lo planea.

En el almuerzo, elija alimentos proteicos con bajo consumo de calorías como el atún y la carne blanca de pollo (1.1 y 1.7 calorías por gramo). Combina con una ensalada, deja el aceite del aderezo y pégala al vinagre, y si será tu comida principal, agrega una pequeña cantidad de arroz, papas o cuscús si necesitas los carbohidratos.

La cena es entonces la más fácil, donde usas las calorías restantes del día. Pero no olvides que el objetivo de la dieta es restringir tu ingesta, así que come lo que necesites y no sientas que tienes que llegar al límite si puedes hacerlo sin él.

5: 2 alimentos de dieta poder

No importa cómo asigne las calorías durante el día, la clave para el ayuno 5: 2 es elegir alimentos que tengan una baja "densidad calórica"; es decir, alimentos con un bajo contenido calórico por gramo. En la práctica, esto significa principalmente frutas, verduras, lácteos sin grasa y carne o pescado magro. Los alimentos grasos, como la mantequilla, etc., y los alimentos ricos en carbohidratos como el arroz, la pasta y el pan, se usan mejor con moderación o se guardan para los días sin ayuno.

Para el desayuno, si no tiene tiempo para preparar una comida, la fruta puede ser una excelente opción para llevar. Para que tus calorías vayan más lejos, busca frutas con un contenido calórico de 1 caloría por gramo o menos. Vea la tabla a continuación para algunas excelentes opciones de desayuno:

* Estas frutas tienden a ser más ricas en azúcar, más del 10% en peso, por lo que se alternan con otras frutas para obtener energía duradera durante toda la mañana.

Además de las frutas, muchas verduras y proteínas magras también tienen densidades calóricas razonablemente bajas. Algunas de las opciones más amigables para el desayuno (para tortillas y quiche, por ejemplo) se muestran en la tabla a continuación. También hemos incluido algunos carbohidratos bajos en calorías para los días en que necesita un desayuno más abundante. Abastézcalos y siempre tendrá ingredientes a mano para los días rápidos.

COMIDA	CALORÍAS POR	TAMAÑO DE	CALORÍAS POR

	GRAMO (cal/g)	PORCIÓN TÍPICA	PORCIÓN
Champiñones (crudos)	.16	½ taza (113 g)	18
Espárragos (cocidos)	.22	1 taza (90 g)	20
Espinacas (crudas)	.23	1 taza (30 g)	7 7
Brócoli (cocido)	.28	½ taza (92 g)	26
Corazones de alcachofa	.30	½ taza (113 g)	34
Tomate	.30	1 medio (91 g)	16

Pimiento	.30	½ medio (60 g)	12
Clara de huevo	.48	1 grande (33 g)	16
Leche sin grasa	.42	½ taza (122 g)	51
Yogur natural sin grasa	.47	4 onzas. (113 g)	53
Avena (cocida)	.71	½ taza (117 g)	83
Patata	.75	½ medio (87 g)	65
Frijoles negros	.91	½ taza (121 g)	110

(cocidos)			
Arroz integral (cocido)	1.03	½ taza (97 g)	100
Queso feta sin grasa	1.07	2 onzas. (56 g)	60
Salmón ahumado	1.16	2 onzas. (28 g)	66

Recetas: menos de 50 calorías por porción

No es fácil preparar una comida abundante por menos de 50 calorías por porción. Pero para esos días en que necesita ahorrar la mayor parte de sus calorías para más adelante en el día, estas pequeñas comidas pueden salvarle la vida. Para obtener la mayor cantidad de alimentos por la menor cantidad de calorías, nos hemos centrado en ingredientes que tienen muy pocas calorías por gramo, como frutas y pescado.

<u>Ensalada de frutas mixtas</u> (49 calorías)
<u>Pera al horno</u> (44 calorías)
<u>Tomate Asado</u> (49 calorías)
<u>Parfait de bayas</u> (48 calorías)
<u>Salmón ahumado y tomate</u> (49 calorías)
<u>Frittata Vegetariana</u> (47 calorías)

Ensalada Mixta De Frutas

Mezcle un lote de ensalada la noche anterior a su día de ayuno y sepárelo en porciones individuales: tendrá una opción lista para comer para el desayuno o el almuerzo.

Cantidad de Porciones	TAMAÑO DE PORCIÓN	CALORÍAS POR PORCIÓN
4	3/4 taza (125g)	49

1 taza de melón u otro melón, en cubos (54 calorías)
1 taza de sandía, en cubos (46 calorías)
½ taza de fresas en rodajas (24 calorías)
⅓ taza de piña, en cubos (27 calorías)
¼ taza de arándanos (22 calorías)
¼ taza de frambuesas (16 calorías)

Instrucciones:

1. Si planea preparar esto con anticipación y comer durante toda la semana, mezcle solo el melón y la piña. Cubra y refrigere.
2. En sus días de ayuno, agregue la sandía, fresas, arándanos y frambuesas. Esto ayudará a evitar que las frutas más suaves se descompongan.

Notas de preparación:
La mayoría de las mezclas de frutas funcionan bien. Para obtener la mezcla más abundante, use grandes cantidades de frutas bajas en calorías (fresas, melón, sandía, etc.) y complemente con algunas piezas de opciones con mayor contenido calórico. Vea la tabla en el Capítulo 2 para sugerencias.

Aunque hemos enumerado los ingredientes con medidas de volumen, sus conteos de calorías serán más precisos si mide por peso.

Por porción:

Pera al horno
Para un desayuno muy bajo en calorías o para agregar un poco de dulzura a su comida, pruebe una pera al horno con canela, limón y una tarta de conserva.

Cantidad de Porciones	TAMAÑO DE PORCIÓN	CALORÍAS POR

		PORCIÓN
2	½ Pera	44

1 pera pequeña
1 cucharadita tarta de mermelada, como arándanos
½ cucharadita canela
1 cucharadita jugo de limón
½ cucharadita azúcar morena
Spray para cocinar
Instrucciones:
　1. Precaliente el horno a 350 °F.
　2. Rocíe una fuente pequeña para hornear con aceite en aerosol.
　3. Corta la pera por la mitad y saca las semillas y el núcleo, dejando un pequeño pozo en el centro de cada mitad. Coloque en una fuente para hornear (corte hacia arriba).
　4. Rocíe ½ cucharadita de jugo de limón en cada mitad de pera, cubra con canela, luego espolvoree con el azúcar morena.
　5. Ponga ½ cucharadita de mermelada en

cada uno de los pozos recogidos.

6. Coloque la bandeja para hornear en el horno y hornee durante unos 20 minutos hasta que estén tiernos.

Notas de preparación:

Si usa una mermelada más dulce, omita el azúcar morena. (Las calorías resultan ser casi iguales).

Por porción:

Calorías	Grasa	Carbohidratos	Proteínas	Sodio
44	0 g	13 g	0 g	1 mg

Tomate asado

Los tomates son los mejores amigos de la dieta 5: 2! Bajo en calorías y lleno de nutrientes, esta receta es excelente por sí sola o como acompañamiento de una comida más grande.

Cantidad de Porciones	TAMAÑO DE PORCIÓN	CALORÍAS POR PORCIÓN
2	½ tomate	49

1 tomate grande
1 cucharadita salsa de dijonnaise ***
1 cucharada. queso mozzarella rallado
1 cucharada. panko u otras migas de pan grueso
1 cucharadita queso parmesano
Spray para cocinar
Instrucciones:
 1. Precaliente el asador.
 2. Cubra una pequeña bandeja para hornear con aceite en aerosol.
 3. Rebane el tomate por la mitad y colóquelo en la bandeja. Unta ½ cucharadita. de dijonnaise en cada mitad.
 4. Mezcle las migas de mozzarella y panko, y presione sobre las mitades de tomate.
 5. Ase durante aproximadamente 1 minuto y luego apague el horno. Tienda

una hoja de papel de aluminio sobre los tomates y déjelos en el horno caliente hasta que estén bien cocidos, unos 5-10 minutos.

6. Retirar del horno y espolvorear ½ cucharadita queso parmesano en cada mitad.

Notas de preparación:

*** Si no ha preparado la salsa de dijonnaise, haga la suya combinando ½ cucharadita. de mayonesa ligera con 2 ½ cucharaditas. Mostaza Dijon (hace 1 cucharada de pasta para untar).

Para una comida aún más baja en calorías, omita la mozzarella y sazone las migas de pan (panko) con algunos batidos de condimento italiano. Rocíe ligeramente con aceite en aerosol antes de asar. Hecho de esta manera, te ahorrarás unas 10 calorías por porción.

Por porción:

Calorías	Grasa	Carbohidratos	Proteínas	Sodio
49	1,5 g	7 g	2,5 g	106

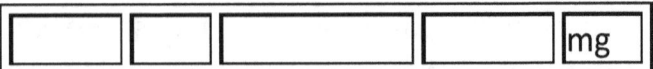

Parfait de bayas

Desayuno súper rápido y bajo en calorías con fruta fresca y yogur griego rico en proteínas.

Cantidad de Porciones	TAMAÑO DE PORCIÓN	CALORÍAS POR PORCIÓN
1	1 porción	48

¼ taza de fresas en rodajas
¼ taza de frambuesas
2 cucharadas. yogur griego natural, sin grasa
1 cucharadita granola baja en grasa
Instrucciones:

1. Mezcle las fresas y las frambuesas en un tazón.
2. Agregue la fruta a un vaso pequeño y cubra con el yogur.

3. Espolvorear con granola.

Notas de preparación:

La mayoría de las combinaciones de bayas funcionan bien en esta receta. Use la tabla del *Capítulo 2* para asegurarse de que las calorías de la fruta no superen los 30.

Por porción:

Calorías	Grasa	Carbohidratos	Proteínas	Sodio
49	0 g	8,5 g	2,5 g	12 mg

Salmón Ahumado y Tomates

Pescado lleno de proteínas y tomates ricos en nutrientes hacen un comienzo perfecto para el día.

Cantidad de Porciones	TAMAÑO DE PORCIÓN	CALORÍAS POR PORCIÓN

| 1 | 1 porción | 49 |

1 onza (28 gramos) de salmón ahumado
1 tomate mediano, muy maduro
½ cucharada alcaparras
Instrucciones:
1. Corte el tomate en secciones delgadas y colóquelo en un plato.
2. Corte el salmón en tiras y distribúyalo uniformemente en las rodajas de tomate.
3. Pica las alcaparras y espolvorea sobre el salmón.

Notas de preparación:

Las calorías en el salmón ahumado pueden variar ampliamente, así que lea las etiquetas cuidadosamente. En general, el salmón capturado en el medio silvestre es menos graso que el criado en granjas, por lo que las calorías serán más bajas. Esta receta usa salmón con 35 calorías por onza (1.25 calorías por gramo).

Las alcaparras son una gran adición a la dieta 5: 2. Con solo 5 calorías por cucharada, contienen una enorme cantidad de sabor por muy pocas calorías.

Por porción:

Calorías	Grasa	Carbohidratos	Proteínas	Sodio
49	1,5g	5 g	6,5 g	700 mg

Frittata Vegetariana

Dos claras de huevo, un chorrito de leche y una tonelada de verduras hacen un desayuno energético en sus días de ayuno bajo en calorías.

Cantidad de Porciones	TAMAÑO DE PORCIÓN	CALORÍAS POR PORCIÓN
1	1 porción	47

2 claras de huevo
½ taza de hojas de espinacas frescas,

picadas
¼ pimiento rojo picado
1 cucharada. leche sin grasa
Aceite en aerosol
Instrucciones:
1. Precaliente el horno a 350 F.
2. Rocíe una sartén pequeña resistente al horno con aceite. Agregue el pimiento y cocine a fuego lento hasta que esté bien cocido.
3. Agregue las espinacas a la pimienta y cocine hasta que las hojas se marchiten, aproximadamente 30 segundos.
4. Mientras se cocinan las verduras, mezcle las claras de huevo y la leche.
5. Vierta la mezcla de huevo sobre las verduras y revuelva.
6. Mueva la sartén al horno y hornee durante 8-10 minutos o hasta que esté lista.

Notas de preparación:
Cualquiera de las verduras de la tabla en el Capítulo 2 (5: 2 Diet Power Foods) funcionará bien en esta receta. Asegúrese de ajustar las calorías en consecuencia.
Por porción:

Calorías	Grasa	Carbohidratos	Proteínas	Sodio
47	0g	3,5 g	8,5 g	124 mg

Recetas: 50-100 calorías por porción

Si necesita una comida más grande para comenzar el día, pruebe una de estas recetas. Todos incluyen una dosis de carbohidratos o proteínas que te harán sentir más lleno por más tiempo.

Muffins de arándanos de trigo integral (93 calorías)

Tazas de espinacas con salchicha vegetariana (91 calorías)

Granola de fresa baja en calorías (78 calorías)

Empanadas de salchicha de pollo y manzana (89 calorías)

Muffins ingleses de granos múltiples (97 calorías)

Muffins de arándano y jugo de naranja (94 calorías)

Muffins de trigo integral y arándano

Hecho con harina integral, fruta y yogurt griego repleto de proteínas, estos muffins son una excelente opción de día rápido para el desayuno en el camino. Haga con anticipación y almacene en el congelador para una comida rápida y abundante de 100 calorías.

Cantidad de Porciones	TAMAÑO DE PORCIÓN	CALORÍAS POR PORCIÓN
6 muffins	1 muffin (60 g)	93

¾ taza de harina de trigo integral
1 cucharadita levadura en polvo
¼ cucharadita sal
1 clara de huevo
½ taza de yogur griego natural, sin grasa
⅛ taza de azúcar morena
1 cucharada. puré de manzana, sin azúcar
1 taza de arándanos, frescos o congelados

(descongelados)
Spray para hornear

Instrucciones:

1. Precaliente el horno a 375 F.
2. Cubra seis moldes para muffins de tamaño estándar con spray para hornear o aceite en aerosol.
3. En un tazón mediano, mezcle la harina, el polvo de hornear y la sal.
4. En un tazón separado, mezcle la clara de huevo, el yogur, el azúcar morena y el puré de manzana.
5. Vierta lentamente la mezcla líquida en la mezcla de harina, revolviendo ligeramente hasta que se mezcle. Agregue suavemente los arándanos.
6. Coloque la masa en las 6 tazas de panecillos preparadas, dividiéndolas por igual. No llene más de aproximadamente 2/3.
7. Hornee en el horno precalentado unos 15 minutos o hasta que estén doradas. La parte superior debe retroceder cuando se presiona ligeramente.
8. Deje que los muffins se enfríen en la sartén 5 minutos, luego transfiéralas a una

rejilla y enfríe por completo.

Notas de preparación:

La harina integral puede hacerlos un poco más densos que los muffins hechos con harina blanca. Para mantenerlos esponjosos, no revuelva demasiado la masa en el Paso 5.

Por muffin:

Calorías	Grasa	Carbohidratos	Proteínas	Sodio
93	0,5g	19,5 g	3,5 g	112 mg

Cazuela de espinacas con salchicha vegetariana

La proteína en estas sabrosas tazas de cazuela de desayuno te mantendrá toda la mañana. Se mantendrán durante un par de días en el refrigerador y un mes más o menos en el congelador.

Cantidad de Porciones	TAMAÑO DE PORCIÓN	CALORÍAS POR

		PORCIÓN
4	1 muffin (132 g)	91

3 onzas. espinacas frescas
2 huevos
2 claras de huevo
⅛ taza de leche descremada
2 onzas. chorizo de verduras desmenuzado
2 onzas. queso mozzarella rallado
Aceite en aerosol
Sal pimienta
Instrucciones:
1. Precaliente el horno a 375 F.
2. Cubra cuatro moldes para muffins de tamaño estándar con aceite en aerosol.
3. Cubra ligeramente una sartén antiadherente con aceite en aerosol y caliéntela a medio-bajo. Agregue las espinacas y saltee hasta que estén suaves, agregando una cucharadita de agua si las espinacas comienzan a pegarse.
4. Mientras se cocina la espinaca, mezcle

en un tazón pequeño los huevos, las claras y la leche.

5. Cuando las espinacas se hayan cocinado, divídalas en seis porciones y colóquelas en los moldes para panecillos preparados.

6. En cada taza, cubra las espinacas con una cucharada de salchicha vegetariana.

7. Vierta la mezcla de huevo en cada taza, llenando aproximadamente 2/3 de su capacidad.

8. Cubra cada taza con una pizca de queso rallado y espolvoree con sal y pimienta.

9. Hornee las cacerolas durante unos 15 minutos.

Notas de preparación:

Si no le gustan las salchichas vegetarianas, puede sustituir las empanadas de salchicha de pavo o la salchicha de pollo y manzana (desmenuzadas). Esto agrega 10 calorías por porción a la receta.

Por panecillo:

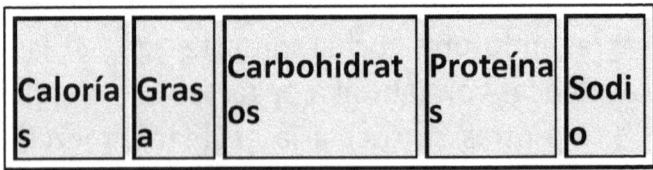

Calorías	Grasa	Carbohidratos	Proteínas	Sodio

91	5,5g	2 g	9 g	200 mg

Granola de fresa baja en calorías

La mayoría de las granolas preparadas comercialmente están llenas de calorías. Para aligerarnos, hemos dejado de lado las nueces y la mayor parte de la grasa, y endulzamos con néctar de agave para mantener la energía.

Cantidad de Porciones	TAMAÑO DE PORCIÓN	CALORÍAS POR PORCIÓN
4	1 muffin (132 g)	91

2 tazas de avena a la antigua
½ taza de germen de trigo

2 tazas de fresas secas
¼ taza de néctar de agave
3 cucharadas aceite de linaza
1 cucharadita extracto de vainilla
1 cucharada. agua
Aceite en aerosol
Instrucciones:
1. Precaliente el horno a 275 F.
2. En un tazón mediano, mezcle la avena y el germen de trigo.
3. En una cacerola pequeña, caliente el néctar de agave, el aceite de linaza, el extracto de vainilla y el agua a fuego lento. Llevar a fuego lento pero no hervir.
4. Vierta el líquido sobre la mezcla de avena y revuelva bien.
5. Cubra una bandeja grande para hornear con aceite en aerosol y agregue la mezcla de avena, extendiendo uniformemente.
6. Hornee por 30 minutos, luego agregue las fresas. Extienda la granola de manera uniforme en la bandeja y continúe horneando durante otros 15 minutos.

Notas de preparación:
Puede sustituir el néctar de agave con miel (aligerando con un poco de agua) sin

cambiar las calorías.

Otras frutas secas también funcionan bien. Para una variación intente:

Cerezas secas (sin azúcar): reduzca la cantidad a 1 taza no al tope. Las calorías por porción aumentan a 100.

Arándanos secos: use las 2 tazas completas. Las calorías por porción aumentan a 82.

Arándanos secos (sin azúcar): Use las 2 tazas completas. Las calorías por porción no cambian.

Por porción:

Calorías	Grasa	Carbohidratos	Proteínas	Sodio
78	3g	11,5 g	2 g	0 mg

Empanadas De Salchicha De Pollo Y Manzana

Aunque la salchicha no siempre es la opción de desayuno más saludable, ¡estas empanadas rompen la regla! Hecho con pechuga de pollo magra y manzanas frescas de granja, estos son excelentes solos o combinados con un huevo o papas (cuando tiene más calorías de sobra).

Cantidad de Porciones	TAMAÑO DE PORCIÓN	CALORÍAS POR PORCIÓN
8	2 empanadas (83 g)	89

2 cucharaditas aceite de canola
1 manzana mediana, pelada y cortada en cubitos
1 libra de pechuga de pollo molida
1 cucharadita salvia seca
1 cucharada. azúcar moreno claro
½ cucharadita semillas de hinojo, molidas
¾ cucharadita sal
¼ cucharadita pimienta negra
Aceite en aerosol
Instrucciones:

1. Caliente el aceite de canola a fuego medio en una sartén antiadherente. Agregue las manzanas en cubitos y cocine por dos minutos. Mueva las manzanas a un tazón para enfriar.

2. En un tazón mediano, combine el pollo, la salvia, el azúcar, las semillas de hinojo, la sal y la pimienta. Mezcle bien hasta obtener una consistencia uniforme, luego agregue las manzanas cocidas.

3. Divida la mezcla de carne en 16 porciones iguales. Forme cada porción en una bola, luego presione suavemente para formar una empanada de 3 pulgadas.

4. Rocíe la sartén con aceite en aerosol y caliéntela a fuego lento. Cocine las empanadas (tres o cuatro a la vez) durante 3 minutos por cada lado, o hasta que estén doradas y bien cocidas. Si los exteriores se están cocinando demasiado rápido, agregue una pequeña cantidad de agua a la sartén y cubra.

Notas de preparación:

Normalmente los hago con una manzana más dulce como Gala o Honeycrisp. Pero para un gusto diferente, pruebe una que sea más ácida, como Granny Smith o McIntosh.

Por porción:

Calorías	Grasa	Carbohidratos	Proteínas	Sodio
89	1,5 g	4.5 g	14 g	250 mg

Muffins ingleses de granos múltiples

Omita los muffins "100 calorías" compradas en la tienda, a menudo están cargadas de edulcorantes artificiales. Esta receta viene con el mismo contenido calórico, pero con ingredientes totalmente naturales. La levadura tarda un poco en crecer, así que prepárate para un regalo matutino.

Cantidad de Porciones	TAMAÑO DE PORCIÓN	CALORÍAS POR PORCIÓN

13	1 muffin (46 g)	97

½ taza de agua tibia
1 cucharada. néctar de agave o miel
2 cucharaditas levadura (activa seca)
1 cucharadita mantequilla derretida
1 ½ tazas de harina para todo uso
1 taza de harina de trigo integral
¼ taza de avena arrollada
¼ taza de germen de trigo
1 cucharada. sal
2 cucharaditas linaza entera
½ taza de suero de leche bajo en grasa o sin grasa
Spray para cocinar
Instrucciones:
1. En una taza pequeña, revuelva el néctar de agave (o miel) y la levadura en el agua y deje que la mezcla forme espuma. Agregue la mantequilla derretida.
2. Usando un tazón grande para mezclar,

combine las harinas, la avena, el germen de trigo, la sal y la linaza. Agregue la mezcla de suero de leche y levadura y forme una masa con las manos.

3. Espolvorea la superficie de trabajo con harina y saca la masa. Amasar durante unos 4 minutos hasta que quede suave.

4. Rocíe un tazón con aceite y coloque la masa en el tazón. Cubra el recipiente con una toalla de tela y colóquelo en un lugar cálido para que se levante, aproximadamente una hora. La masa debe duplicar su tamaño.

5. Cuando la masa esté lista, amase durante otros 2 minutos en una superficie de trabajo ligeramente enharinada. Enrolle en una hoja de aproximadamente ½ pulgada de espesor.

6. Use una galleta redonda o un cortador de galletas (3 pulgadas de diámetro) para cortar los muffins. Coloque las rondas en una bandeja para hornear galletas (cubra con papel pergamino o use una bandeja para hornear de silicona), cubra con un paño y deje crecer durante 20 minutos hasta que se hinchen.

7. Rocíe una sartén grande o plancha con aceite en aerosol y caliéntela a fuego lento. Agregue algunas de las rondas, manteniéndolas separadas aproximadamente 2 pulgadas. Cocine unos 5-6 minutos por lado o hasta que estén dorados. Repita para el resto de la masa. Permita que los panecillos se enfríen durante unos 20 minutos antes de partirlos.

Por porción:

Calorías	Grasa	Carbohidratos	Proteínas	Sodio
97	1 g	18.5 g	3 g	550 mg

Muffins de arándano y jugo de naranja

Si bien no es la opción más baja en calorías por gramo, ¡a veces solo necesitas un panecillo! Estas alternativas saludables también se congelan bien: aproveche con anticipación y disfrute durante toda la semana.

Cantidad de Porciones	TAMAÑO DE PORCIÓN	CALORÍAS POR PORCIÓN
12	1 muffin (49 g)	94

2 tazas de harina para todo uso
2 cucharaditas Levadura en polvo
1 cucharada. cáscara de naranja
1 huevo
¾ taza de jugo de naranja
¼ taza de puré de manzana
2 cucharadas. Leche
1 cucharadita vainilla
½ taza de arándanos secos, picados
Spray para hornear
Instrucciones:
 1. Precaliente el horno a 400 F.
 2. En un tazón grande, combine la harina, el polvo de hornear y la ralladura de naranja.
 3. Agregue el huevo, el jugo de naranja, el

puré de manzana, la leche y la vainilla. Mezcle ligeramente hasta que esté mezclado. La masa estará un poco grumosa, pero no mezcle demasiado.

4. Agregue los arándanos.

5. Cubra 12 moldes para muffins con spray para hornear y llene cada uno hasta la mitad con masa.

6. Hornee de 8 a 12 minutos hasta que se dore. La parte superior debe retroceder cuando se presiona ligeramente.

7. Enfríe los panecillos en la sartén durante aproximadamente 5 minutos y luego muévalos a una rejilla para enfriar. Deje enfriar en la rejilla por otros 5-10 minutos antes de servir.

Notas de preparación:

Revuelva los ingredientes húmedos en la mezcla de harina hasta que estén húmedos. Mezclar en exceso puede hacer que los muffins sean demasiado densos.

Por panecillo:

Calorías	Grasa	Carbohidratos	Proteínas	Sodio

90	0,5 g	19.5 g	3 g	8 mg

Recetas: 100-200 calorías por porción

Estas recetas le dan un mayor aumento de calorías, para que el comienzo de su día de ayuno no sea tan impactante. Vaya por estos si necesita energía extra para pasar la tarde.

Frittata de patata y jamón (118 calorías)

Sandwich de Salmón Ahumado (168 calorías)

Pudín de pan de desayuno (125 calorías)

Crujiente de manzana (135 calorías)

Huevos Rancheros (169 calorías)

Dedos de pescado (165 calorías)

Desayuno americano clásico: tocino, huevos y papas al horno (175 calorías)

Mini Cazuelas Hash Brown (149 calorías)

Frittata de Patata y Jamón

Cuando desees un desayuno o brunch de carne y papas de la vieja escuela, prueba esta frittata baja en calorías. Cuando se hace con sustituto de huevo, también es bajo en grasa y está repleto de proteínas.

Cantidad de Porciones	TAMAÑO DE PORCIÓN	CALORÍAS POR PORCIÓN
4	1 porción (164 g)	118

1 ½ tazas de sustituto de huevo

2 cucharadas. leche sin grasa

1/4 cucharadita sal

Pizca de tomillo

Pizca de pimienta negra

¼ taza de pimiento verde picado

2 tazas de papa rallada (cruda)

½ taza de jamón picado

1 cucharada. queso cheddar rallado

Aceite en aerosol

Instrucciones:

1. Coloque las papas ralladas en un recipiente apto para microondas y cocine en el microondas durante 2 minutos.

2. En un recipiente aparte, batir los huevos, la leche, la sal, el tomillo y la pimienta negra.

3. Cubra una sartén mediana con aceite en aerosol y cocine el pimiento verde hasta que esté tierno, aproximadamente 2 minutos. Agregue las papas y continúe cocinando durante aproximadamente 5 minutos hasta que las papas estén ligeramente doradas.

4. Agregue el jamón y cocine por otro

minuto.

5. Vierta la mezcla de huevo en la sartén y cubra. Cocine durante unos 8 minutos, levantando ocasionalmente los bordes de la frittata para que el huevo crudo llegue al fondo.

6. Cuando la frittata se haya fraguado, espolvoree con queso. Cubra la sartén y caliente hasta que el queso se derrita, aproximadamente 30 segundos.

7. Retirar del fuego, cortar en 4 porciones y servir.

Notas de preparación:

Si lo prefiere, reemplace el sustituto de huevo con 6 huevos grandes. Las calorías por porción aumentarán a 162.

Por porción:

Calorías	Grasa	Carbohidratos	Proteínas	Sodio

118	2 g	8,5 g	15,5 g	565 mg

Sandwich de Salmón Ahumado

Una versión saludable de un desayuno tradicional, esta versión baja en calorías está hecha con claras de huevo y salmón en un panecillo de granos múltiples.

Cantidad de porciones:

Cantidad de Porciones	TAMAÑO DE PORCIÓN	CALORÍAS POR PORCIÓN
1	1 sándwich (169 g)	168

2 claras de huevo

Pizca de sal

1 cucharadita alcaparras

1 onza de salmón ahumado

2 rodajas de tomate

1 panecillo inglés multigrano bajo en calorías, partido y tostado

Aceite en aerosol

Instrucciones:

1. Rocíe una sartén pequeña con aceite y caliéntela a fuego medio.

2. Enjuague las alcaparras y pique en trozos grandes.

3. Agregue las claras de huevo, la sal y las alcaparras a la sartén. Cocine mientras revuelve constantemente durante unos 30 segundos o hasta que las claras de huevo estén listas.

4. Coloque la mitad de la magdalena en un plato y cubra con las claras de huevo. Cubra con el salmón ahumado y la rodaja de tomate, y cubra con la otra mitad del

panecillo.

Notas de preparación:

Para obtener más textura y sabor, corte el tomate adicional y mezcle con la clara de huevo antes de cocinar. Agregue alrededor de 5 calorías al total.

Si lo prefiere, reemplace la clara de huevo con 1 huevo grande. Las calorías totales por porción aumentarán a 199.

El salmón ahumado puede variar ampliamente en calorías. Busque especies silvestres en lugar de cultivadas en granjas y evite las variedades con sabor. Esta receta utiliza salmón escocés con aproximadamente 35 calorías por onza (1.25 calorías por gramo).

Por porción:

Calorías	Grasa	Carbohidratos	Proteínas	Sodio
168	2,5 g	27 g	17.5 g	1077

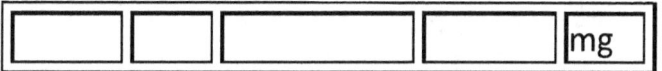

Pudín de pan de desayuno

Comience su mañana con un desayuno caliente y horneado que toda la familia disfrutará. La leche y las claras de huevo comienzan con una explosión de proteínas, mientras que el trigo integral agrega energía de liberación lenta para una plenitud duradera.

Cantidad de Porciones	TAMAÑO DE PORCIÓN	CALORÍAS POR PORCIÓN
8	1 porción (129 g)	125

6 rebanadas de pan integral bajo en grasa

2 cucharadas. coba

8 claras de huevo

2 tazas de leche sin grasa

¼ taza de pasas

¼ taza de azúcar morena

1 cucharadita canela molida

1 cucharadita extracto de vainilla

Spray para hornear

Instrucciones:
1. Precaliente el horno a 350 F.

2. Cubra una fuente para hornear de vidrio de 8 x 8 con spray para hornear o aceite en aerosol.

3. Corte el pan en trozos de 1 pulgada y colóquelo en la fuente para hornear.

4. En un tazón mediano, mezcle la compota de manzana, las claras de huevo y la leche. Agregue las pasas, el azúcar, la canela y la vainilla.

5. Vierta la mezcla líquida sobre el pan. Use un tenedor para presionar

suavemente el pan para que absorba el líquido.

6. Hornee en el horno precalentado durante 45 minutos hasta que se dore ligeramente. La parte superior debe retroceder cuando se presiona ligeramente.

7. Dejar enfriar durante unos 5 minutos antes de cortar.

Notas de preparación:

Las calorías en el pan pueden variar ampliamente. Esta receta utiliza pan integral con aproximadamente 70 calorías por rebanada de 1 onza (2.5 calorías por gramo).

Para un sabor diferente, reemplace las pasas con cerezas secas y agregue 1 cucharada adicional de azúcar morena para compensar la acidez. El total de calorías por porción aumentará a 130.

Por porción:

Calorías	Grasa	Carbohidratos	Proteínas	Sodio
125	1 g	21 g	8.5 g	200 mg

Manzana crujiente

Las cálidas manzanas de canela cubiertas con yogur de limón batido son un desayuno perfecto para el otoño. Esta receta se reduce muy bien para una sola porción.

Cantidad de Porciones	TAMAÑO DE PORCIÓN	CALORÍAS POR PORCIÓN
4	1 porción (115 g)	135

1 cucharada. aceite de coco

2 manzanas medianas, sin corazón y en rodajas finas

1 cucharada. azúcar morena

¼ cucharadita Jengibre molido

Pizca de canela molida

2 cucharadas. yogur griego natural, sin grasa

1 cucharadita cáscara de limón rallada

4 cucharaditas néctar de agave

¼ taza de granola baja en grasa

Instrucciones:
1. Derrita el aceite de coco a fuego medio en una sartén antiadherente.

2. Agregue las rodajas de manzana y cocine por 3 minutos.

3. Agregue el azúcar, el jengibre y la canela y continúe cocinando hasta que las

manzanas estén bien cocidas.

4. Mientras se cocinan las manzanas, batir la cáscara de limón en el yogur hasta que esté suave y esponjosa.

5. Cuando las manzanas estén listas, divídalas en 4 porciones y colóquelas en platos o en recipientes poco profundos.

6. Cubra cada plato con ½ cucharada. del yogur batido, seguido de 1 cucharadita. de néctar de agave. Espolvorea con la granola y disfruta.

Notas de preparación:

Si bien cualquier tipo de manzana funcionará en esta receta, las variedades más crujientes tienden a resistir mejor. Busque Gala o Honeycrisp. Las calorías en esta receta se basan en manzanas medianas con aproximadamente 182 g cada una.

Si prefiere miel en lugar de néctar de agave, use la misma cantidad (1 cucharadita por porción) y agregue 5 calorías.

También puede cocinar las manzanas con mantequilla o aceite de canola por aproximadamente las mismas calorías por porción.

Por porción:

Calorías	Grasa	Carbohidratos	Proteínas	Sodio
135	3 g	26 g	1 g	50 mg

Huevos rancheros

Viviendo en California durante la universidad, me encantó un gran plato de huevos rancheros por la mañana. Si bien esta versión amigable 5: 2 toma algunas libertades, la compensación es una comida de desayuno significativamente más baja en grasas y calorías.

Cantidad de Porciones	TAMAÑO DE PORCIÓN	CALORÍAS POR PORCIÓN
1	1 porción (165 g)	169

1 tortilla de maíz de 6 pulgadas

1 huevo

¼ taza de frijoles refritos sin grasa

2 cucharadas. salsa

Aceite en aerosol

Instrucciones:

1. Rocíe una sartén mediana con aceite y cocine la tortilla en cada lado hasta que se caliente por completo.

2. Retire la tortilla de la sartén, agregue otra rociada de aceite y fría el huevo hasta que la clara esté firme. [Típicamente, los

huevos rancheros se sirven con la yema ligeramente líquida; sin embargo, consumir huevos poco cocidos puede aumentar el riesgo de enfermedades transmitidas por los alimentos, especialmente si tiene ciertas afecciones médicas.]

3. En un tazón pequeño apto para microondas, cocine los frijoles durante 1 minuto, revolviendo hasta la mitad.

4. Coloque la tortilla en un plato y unte con los frijoles. Cubra con el huevo y rocíe con salsa.

Notas de preparación:

Las calorías en esta receta se basan en una tortilla de 52 calorías.

Para una versión diferente de este plato clásico, sustituya ¼ de taza de frijoles negros cocidos por los frijoles refritos (agregue 10 calorías).

Ahorrará unas 30 calorías reemplazando el huevo con 2 claras de huevo. Mezcle un poco de la salsa mientras cocina para agregar sabor.

Por porción:

Calorías	Grasa	Carbohidratos	Proteínas	Sodio
169	5 g	21 g	11 g	550 mg

Dedos de pescado

Para un cambio de los alimentos tradicionales para el desayuno, pruebe los dedos de pescado con un poco de salsa de tomate y un pequeño puñado de galletas. Las proteínas y los carbohidratos de liberación lenta lo ayudarán a almorzar.

Cantidad de Porciones	TAMAÑO DE PORCIÓN	CALORÍAS POR

		PORCIÓN
3	3 palitos de pescado (85 g)	165

4 onzas. pescado blanco suave, como bacalao o platija

Sal pimienta

¼ taza de harina para todo uso

1 huevo

1 clara de huevo

1 cucharadita jugo de limón

¼ taza de pan rallado

Una pizca de pimentón

Spray para cocinar

Instrucciones:
1. Precaliente el horno a 400 °F.

2. Rocíe una bandeja para hornear con aceite en aerosol.

3. Rebane el pescado en 9 tiras aproximadamente del mismo tamaño y sazone ligeramente con sal y pimienta.

4. Vierta la harina en un tazón.

5. En un segundo tazón, mezcle el huevo, la clara de huevo y el jugo de limón.

6. En un tercer tazón, mezcle el pan rallado y el pimentón.

7. Uno a la vez, enrolle cada tira de pescado en harina, luego cubra con la mezcla de huevo. Enrolle las migas de pan y colóquelas en la bandeja para hornear. Continúe hasta que todas las tiras estén cubiertas.

8. Hornee en el horno precalentado durante 15 minutos, dando media vuelta.

Notas de preparación:

Para completar su comida agregue unas galletas saladas bajas en calorías (aproximadamente 11 g) y un lado de salsa de tomate. Esto agrega alrededor de 45 calorías.

Para un desayuno aún más simple, use palitos de pescado congelados preparados y cocine según las **instrucciones** del paquete. Busque palitos de pescado bajos en calorías y grasas.

Por porción:

Calorías	Grasa	Carbohidratos	Proteínas	Sodio
165	5 g	15 g	14,5 g	85 mg

Desayuno americano clásico: tocino, huevos y papas al horno

¿Antojo de tocino y huevos tradicionales para tu comida de la mañana? Prueba esta receta baja en calorías con todo el sabor pero menos de 200 calorías por porción.

Cantidad de Porciones	TAMAÑO DE PORCIÓN	CALORÍAS POR PORCIÓN
1	1 porción (85 g)	175

1 huevo

3 tiras de tocino de corte central

½ papa mediana

Spray para cocinar

Instrucciones:
1. Precaliente el horno a 400 °F.

2. Usando un procesador de alimentos o rallador, triture la papa en tiras estrechas. Coloque en un recipiente apto para microondas y cocine en el microondas durante aproximadamente 1 minuto.

3. Cubra una sartén pequeña con aceite en aerosol y agregue las papas. Rocíe ligeramente con aceite en aerosol y cocine a fuego medio hasta que se dore.

4. Mientras se cocinan las papas, forre una pequeña bandeja para hornear con papel de aluminio y coloque las tiras de tocino planas. Cocine en el horno precalentado hasta obtener la textura crujiente deseada, generalmente alrededor de 8-12 minutos.

5. Cuando las papas estén terminadas, muévalas a un plato para servir y cocine el huevo en la misma sartén.

6. Acomode el plato con las papas, el huevo y el tocino. Agregue una pequeña cucharada de salsa de tomate, si lo desea. (Asegúrese de agregar las calorías para la salsa de tomate, 5 calorías por cucharadita).

Notas de preparación:

Busque tocino de corte central bajo en grasa con aproximadamente 23 calorías por rebanada de 5 g.

Como alternativa a las papas ralladas, cocine la papa en el microondas durante unos minutos. Dejar enfriar, luego cortar en cubos. Cocine en la sartén cubierta con aceite en aerosol hasta que se dore. Espolvorea con sal sazonada si lo deseas.

Por porción:

Calorías	Grasa	Carbohidratos	Proteínas	Sodio
175	4,5 g	19 g	12,5 g	250 mg

Mini Cazuelas de Hash Brown

Las papas, si se usan con moderación, pueden ser una gran adición a los días de ayuno. Los carbohidratos saludables de liberación lenta proporcionan energía durante toda la mañana.

Cantidad de Porciones	TAMAÑO DE PORCIÓN	CALORÍAS POR PORCIÓN
3	2 mini caserolas	149

1 taza de papa rallada, cruda (aproximadamente 1 papa mediana)

½ taza de cebolla picada (opcional)

½ cucharadita polvo de ajo

Sal y pimienta

1 taza de claras de huevo

¼ taza de pimiento verde picado

1 onza. queso suizo bajo en grasa

1 onza. jamón picado

Spray para cocinar

Instrucciones:

1. Precaliente el horno a 400 °F.

2. Rocíe un molde para muffins antiadherente con una cantidad generosa de aceite en aerosol.

3. Usando un procesador de alimentos o rallador, triture la papa en tiras estrechas. Mezclar con la cebolla, el ajo en polvo, la sal y la pimienta.

4. Divida la mezcla de papas en 6 partes iguales y saque cada parte en una de las tazas de muffins preparadas. Usando el dorso de una cuchara (o tus dedos), presiona las papas a lo largo de los lados y el fondo de la sartén para formar una pequeña taza o nido.

5. Hornee las papas en el horno precalentado durante aproximadamente 30 minutos o hasta que estén doradas.

6. Mientras se cocinan las papas, mezcle las claras de huevo, el pimiento verde, el queso y el jamón.

7. Cuando las papas estén listas, retire la sartén del horno y llene cada nido con la

mezcla de clara de huevo.

8. Regrese la sartén al horno y hornee hasta que los huevos estén completamente cocidos, aproximadamente 20 minutos.

Notas de preparación:

Si las papas se adhieren a la bandeja para muffins, pruebe los revestimientos de silicona reutilizables. Coloque un forro en cada taza y rocíe ligeramente con aceite en aerosol.

¡Experimente con otros rellenos! En lugar de jamón y pimiento verde, intente:

- Espinacas y champiñones picados (1/4 taza de cada uno): reduce las calorías por porción a 134.

- Salchicha de pollo y manzana (1 empanada), desmenuzada. No hay cambios en las calorías por porción.

Calorías	Grasa	Carbohidratos	Proteínas	Sodio
149	3 g	16 g	15 g	300 mg

Recetas: 200-300 calorías por porción

Algunas personas que hacen dieta 5: 2 encuentran que dividir sus calorías aproximadamente de manera uniforme entre el desayuno y la cena es una estrategia viable. Pero incluso si prefiere un desayuno más pequeño, estas recetas son una excelente opción para los amantes del desayuno para la cena.

Huevos Benedictinos (295 calorías)

Avena durante la noche (295 calorías)

Arroz picante y tazón de huevo (266 calorías)

Panqueques de banana y trigo integral (258 calorías)

Panqueques de avena y arándanos (254 calorías)

Waffles de pan francés (256 calorías)

Buñuelo de manzana al horno (252 calorías)

Omelet (Envoltura de tortilla) (225 calorías)

Pan de desayuno de calabacín (235 calorías)

Cazuela de salchicha de papa (282 calorías)

Huevos Benedictinos

Una versión baja en calorías y grasa de los huevos Benedictinos tradicionales, nuestras recetas usan un panecillo de granos múltiples y una salsa a base de yogur.

Cantidad de Porciones	TAMAÑO DE PORCIÓN	CALORÍAS POR PORCIÓN
1	1 porción	295

2 huevos

1 onza de tocino canadiense

1 panecillo inglés multigrano bajo en calorías

2 cucharadas. yogur griego natural, sin grasa

1 cucharadita mayonesa baja en grasa

1 cucharadita jugo de limón

1 cucharadita agua

¼ cucharadita mostaza seca

Pizca de sal

Una pizca de pimienta de cayena

1 cucharada. vinagre blanco

Perejil (para decorar)

Spray para cocinar

Instrucciones:
1. En una cacerola pequeña, mezcle el yogur, la mayonesa, el jugo de limón, el

agua, la mostaza, la sal y la pimienta. Calienta a fuego lento, revolviendo constantemente, hasta que esté bien mezclado y calentado. (No hierva). Retire la sartén del fuego.

2. Divida el tocino canadiense en dos porciones iguales y cocine en una sartén pequeña (cubra primero con aceite en aerosol). Calentar durante aproximadamente 2 minutos por lado, luego retirar del fuego y mantener caliente.

3. Dividir el panecillo inglés y tostar ambas mitades.

4. Use una sartén grande para escalfar los huevos (vea las Notas de preparación). [Típicamente, los huevos benedictinos se sirven con las yemas ligeramente líquidas; sin embargo, consumir huevos poco cocidos puede aumentar el riesgo de enfermedades transmitidas por los alimentos, especialmente si tiene ciertas afecciones médicas.]

5. Para armar, coloque las mitades del panecillo en un plato y cubra cada una con tocino canadiense. Agregue los huevos

escalfados y luego vierta lentamente la mitad de la salsa sobre cada uno.

6. Adorne con perejil, si lo desea, y sirva.

Notas de preparación:

Cómo escalfar un huevo:
1. Llene una sartén profunda con aproximadamente dos pulgadas de agua. Añadir 2 cucharaditas. vinagre blanco y llevar a ebullición.
2. Reduzca el fuego a bajo.
3. Rompe el huevo en un tazón o taza pequeño sin romper la yema, luego vierte suavemente en el agua.
4. Use una cuchara para mover las claras de huevo cerca de la yema.
5. Cocine a fuego lento durante 4 minutos. Cuidadosamente vierta agua caliente sobre la yema para ayudar a cocinar.
6. Levante el huevo de la sartén con una cuchara ranurada.

Para un cambio de sabor, sustituya el tocino canadiense por espárragos, corazones de alcachofa o espinacas. Las calorías revisadas son:

- 4 espárragos de 4 lanzas: 225 calorías:

- ½ taza de espinacas frescas: 209 calorías
- ½ taza de corazones de alcachofa: 240 calorías

Por porción:

Calorías	Grasa	Carbohidratos	Proteínas	Sodio
295	12 g	27 g	22 g	950 mg

Avena durante la Noche

Perfecto para las mañanas frías, haga esto la noche anterior y despiértese con un desayuno caliente.

Cantidad de Porciones	TAMAÑO DE PORCIÓN	CALORÍAS POR PORCIÓN

2	1/2 receta	295

1 taza de avena cortada en acero
3 cucharadas azúcar morena
½ cucharadita sal
1 taza de albaricoques secos, cortados en trozos pequeños
3-1 / 2 tazas de agua
1 taza de suero de leche sin grasa
1 cucharadita vainilla
Canela para espolvorear, si se desea
Aceite en aerosol
Instrucciones:
 1. Rocíe una olla pequeña con aceite.
 2. Mezcle la avena, el azúcar y la sal en un tazón pequeño y viértalo en la olla de cocción lenta.
 3. Coloque los albaricoques encima de la avena.
 4. Batir el agua, el suero de leche y la vainilla, y verter en la olla de cocción lenta. Revuelva bien.
 5. Cubra la olla de cocción lenta y ponga a fuego lento.
 6. Cocine durante 7-8 horas sin levantar la

tapa.

7. Espolvorear con canela y servir.

Notas de preparación:

Otras frutas secas también funcionan bien en esta receta. Sustituya uno de los siguientes por los albaricoques:

¾ taza de peras secas: 294 calorías por porción

¾ taza de manzanas secas: 279 calorías por porción

½ taza de plátano seco: 291 calorías por porción

½ taza de arándanos secos: 268 calorías por porción

Por porción:

Calorías	Grasa	Carbohidratos	Proteínas	Sodio
295	4 g	56 g	10,5 g	750 mg

Arroz picante y tazón de huevo

Otro favorito de mis días en California, el grano integral proporciona la energía para ayudarlo a durar hasta la cena.

Cantidad de Porciones	TAMAÑO DE PORCIÓN	CALORÍAS POR PORCIÓN
1	1 tazón	266

½ taza de arroz integral cocido
¼ taza de frijoles negros (enlatados)
¼ taza de maíz (enlatado)
sal
Pimienta negra
1 huevo
2 cucharadas. salsa
1 tomate pequeño picado
½ cucharadita salsa picante
Aceite en aerosol
Instrucciones:

1. Cubra una sartén mediana con aceite y agregue el arroz, los frijoles y el maíz. Espolvorea con sal y pimienta y cocina a fuego lento.
2. Mientras la mezcla de arroz se calienta, escalfa el huevo en una sartén separada.
3. Coloque el arroz en un tazón y cubra con el huevo escalfado. Espolvorea con el tomate picado y luego vierte la salsa.
4. Rocíe con salsa picante y sirva.

Notas de preparación:

Si anhelas más un toque asiático que Tex-Mex, calienta el arroz con ¼ de taza de guisantes congelados y 1-2 cucharaditas de salsa de soja (elimina los frijoles, el maíz, el tomate, la salsa y la salsa picante). con un remolino de salsa sriracha. Preparado de esta manera, las calorías totales son 228.

Por porción:

Calorí	Gras	Carbohidratos	Proteínas	Sodi

as	a			o
266	8 g	42,5 g	13,5 g	500 mg

Panqueques de banana y trigo integral

¡Un desayuno que incluso a los que no hacen dieta les encantará! Con menos de 260 calorías por porción, puede rociar ligeramente con jarabe de arce y aún así mantenerse por debajo del presupuesto.

Cantidad de Porciones	TAMAÑO DE PORCIÓN	CALORÍAS POR PORCIÓN
4	3 panqueques de 3"	258

¾ taza de harina de trigo integral

½ taza de harina para todo uso
2 cucharadas. azúcar
1 ½ cucharadita Levadura en polvo
¼ cucharadita sal
1 huevo, ligeramente batido
1 taza de leche, sin grasa
1 cucharadita extracto de vainilla
1 ½ plátanos medianos, cortados en cubitos (aproximadamente 1 ½ tazas)
½ banana mediana, en rodajas
Spray para cocinar

Instrucciones:

1. Rocíe una plancha o sartén antiadherente con aceite en aerosol y caliente a fuego medio.
2. Mezcle las harinas con el azúcar, el polvo de hornear y la sal en un tazón mediano.
3. En un recipiente aparte, mezcle el huevo, la leche y la vainilla. Vierta en la mezcla de harina y revuelva hasta que los ingredientes secos estén recién humedecidos. (No revuelva demasiado o los panqueques serán densos y pesados).
4. Dobla los plátanos picados en la masa.
5. Coloque una ¼ taza de masa por

panqueque en la plancha caliente. Cocina unos 2 minutos o hasta que se formen burbujas, luego voltea. Continúa cocinando hasta que estén doradas.

6. Para servir, coloque 3 panqueques por porción en un plato y cubra con los plátanos en rodajas.

Notas de preparación:

Para una dulzura adicional, rocíe cada porción con ½ cucharada de jarabe de arce (agrega 26 calorías por porción).

Por porción:

Calorías	Grasa	Carbohidratos	Proteínas	Sodio
258	2 g	53 g	8 g	200 mg

Panqueques de avena y arándanos

Avena o panqueques? ¡Porque no tener

ambas! La energía de liberación lenta de los granos enteros es excelente para salvar las horas entre el desayuno y la cena.

Cantidad de Porciones	TAMAÑO DE PORCIÓN	CALORÍAS POR PORCIÓN
4	3 panqueques de 3"	254

¼ taza de harina de trigo integral
¼ taza de harina para todo uso
¾ taza de avena arrollada (cocción rápida)
1 cucharada. azúcar morena
1 cucharada. Levadura en polvo
¼ cucharadita sal
1 huevo
1 yema de huevo
1 taza de suero de leche sin grasa
2 cucharadas. aceite de oliva
1 cucharadita extracto de vainilla

½ taza de arándanos frescos o congelados
Puñado de arándanos para cubrir
Spray para cocinar
Instrucciones:

1. Rocíe una plancha o sartén antiadherente con aceite en aerosol y caliente a fuego medio.
2. Mezcle las harinas con la avena, el azúcar, el polvo de hornear y la sal en un tazón mediano.
3. En un recipiente aparte, mezcle el huevo, la yema de huevo, la leche, el aceite de oliva y la vainilla. Vierta en la mezcla de harina y revuelva hasta que los ingredientes secos estén recién humedecidos. (No revuelva demasiado o los panqueques serán densos y pesados).
4. Dobla los arándanos en la masa.
5. Coloque una ¼ taza de masa por panqueque en la plancha caliente. Cocina unos 2 minutos o hasta que se formen burbujas, luego voltea. Continúa cocinando hasta que estén doradas.
6. Para servir, coloque 3 panqueques por porción en un plato y cubra con algunas bayas.

Notas de preparación:

Para calorías aún más bajas, reemplace el aceite de oliva con 2 cucharadas. de puré de manzana (reduce las calorías a 198 por porción). Sin embargo, estos tienden a adherirse a la plancha, así que use un poco más de spray para cocinar.

Por porción:

Calorías	Grasa	Carbohidratos	Proteínas	Sodio
254	11g	32g	8 g	250 mg

Tostadas francesas en waflera(gofres)

¡Otra opción de no hacerme elegir! Tome tostadas francesas tradicionales y cocine en una waflera para lo mejor de ambos mundos.

Cantidad de Porciones	TAMAÑO DE PORCIÓN	CALORÍAS POR PORCIÓN
2	2 gofres (wafles)	256

2 huevos, ligeramente batidos
½ taza de leche sin grasa
1 cucharada. azúcar
1 cucharadita extracto de vainilla
½ cucharadita canela molida
pizca de nuez moscada molida
4 rebanadas de pan, blanco o integral
Spray para cocinar

Instrucciones:

1. Rocíe una plancha para gofres (waflera, preferiblemente antiadherente) con aceite en aerosol y caliente a fuego medio.

2. En un tazón poco profundo, mezcle los huevos, la leche, el azúcar, la vainilla, la canela y la nuez moscada hasta que estén

bien mezclados.

3. Sumerja el pan en la masa, cubriendo ambos lados.

4. Coloque una rebanada maltratada en la plancha para gofres y cierre. Cocine por unos 6-8 minutos o hasta que estén doradas. (Dado que el tiempo puede variar, verifique después de 5 minutos para que no se quemen).

Notas de preparación:

Para el pan de bocadillo de trigo blanco o integral ordinario, una waflera tradicional de forma cuadrada funciona mejor.

Aunque el azúcar blanco común funciona bien, el azúcar "superfina" o de azúcar en polvo se disuelve más fácilmente para obtener una masa más uniforme.

Los recuentos de calorías se basan en pan con 70 calorías por rebanada.

Para un aderezo bajo en calorías, espolvorea 1 cucharadita. azúcar en polvo en 2 waffles calientes, luego exprima una rodaja de limón sobre ella. Agrega alrededor de 20 calorías por porción.

Por porción:

Calorías	Grasa	Carbohidratos	Proteínas	Sodio
256	5,5g	40,5 g	11,5 g	350 mg

Buñuelo de manzana al horno

Cuando desee disfrutar sin exagerar, pruebe esta versión más saludable de una rosquilla de levadura horneada.

Cantidad de Porciones	TAMAÑO DE PORCIÓN	CALORÍAS POR PORCIÓN
4	1 buñuelo	252

¼ taza de leche sin grasa
¼ paquete de levadura seca activa
1 ½ cucharada agua tibia
2 cucharadas. margarina en rodajas
2 cucharadas. azúcar
Pizca de sal
¼ taza de harina de trigo integral
½ taza de harina para todo uso
½ cucharadita canela
1 huevo
Aceite en aerosol
½ taza de manzana, pelada y picada
½ taza de azúcar en polvo
2 cucharadas. jugo de limón
Instrucciones:

1. Caliente la leche a fuego medio bajo hasta escaldar (alrededor de 100 F).

2. Mientras la leche se calienta, disuelva la levadura en el agua tibia y deje que se forme espuma, aproximadamente 5 minutos.

3. Mezcle la margarina, el azúcar y la sal en un tazón mediano. Vierta la leche caliente y permita que la margarina se derrita.

4. Agregue la harina de trigo integral y

mezcle bien. Agregue la mezcla de levadura, la canela y el huevo y revuelva hasta que esté bien mezclado.

5. Agregue la harina para todo uso y forme una masa.

6. Gire la masa sobre una tabla enharinada y amase durante varios minutos. Si la masa es demasiado pegajosa espolvoree con harina adicional. Forme la masa en una bola.

7. Rocíe un tazón con aceite y agregue la masa. Rocíe la masa ligeramente, luego cubra el recipiente con un paño limpio y colóquelo en un lugar cálido durante aproximadamente 90 minutos.

8. Cuando la masa haya subido, golpéala y amasa las manzanas picadas. Divida en 4 porciones iguales y forme cada una en una esfera aplanada. Coloque en una bandeja para hornear (rocíe primero con aceite en aerosol), cubra ligeramente y deje crecer durante aproximadamente 1 hora.

9. Cuando los buñuelos hayan subido, hornee en un horno precalentado a 350 ° F durante unos 15 minutos o hasta que estén dorados.

10. Mientras la masa se hornea, mezcle el azúcar en polvo con el jugo de limón y bata hasta que esté suave y suave para formar el glaseado.

11. Retire los buñuelos del horno y cepille con el glaseado mientras aún está caliente.

Por porción:

Calorías	Grasa	Carbohidratos	Proteínas	Sodio
252	7,5g	42,5 g	4,5 g	150 mg

Omelet (envoltura de tortilla)

Para un desayuno abundante lleno de sabor, esta envoltura de tortilla es una excelente opción. *Agradable para el almuerzo y la cena, también.*

Cantidad de Porciones	TAMAÑO DE PORCIÓN	CALORÍAS POR PORCIÓN
1	1 tortilla	225

1 tortilla de 9 pulgadas
2 claras de huevo
⅛ taza de pimiento verde, picado
1 cucharada. cebolla verde picada
1 cucharada. cilantro fresco, picado
½ cucharadita salsa picante
2 cucharadas. salsa de frijoles negros preparados (o 1/8 taza de frijoles negros cocidos)
1 cucharada. salsa
Spray para cocinar
Instrucciones:
1. Batir las claras de huevo y agregar la pimienta, la cebolla verde, el cilantro y la salsa picante.
2. Cubra una sartén pequeña con aceite

en aerosol y cocine la mezcla de huevo.

3. Mientras se cocinan los huevos, coloque la tortilla entre dos toallas de papel y microondas durante unos 10 segundos.

4. Caliente la salsa de frijoles (o frijoles) en el microondas, luego extiéndalos sobre la tortilla.

5. Coloque los huevos cocidos sobre la salsa de frijoles y extiéndalos uniformemente. Cubra con salsa y luego enrolle la envoltura.

Notas de preparación:

El conteo de calorías se basa en tortillas con 150 calorías cada una.

Puede personalizar fácilmente el relleno a su gusto. Elija y elija verduras de la tabla en el Capítulo 2 y ajuste las calorías en consecuencia.

Por porción:

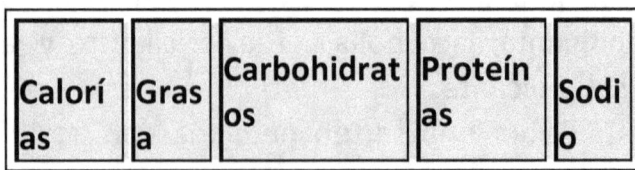

Calorías	Grasa	Carbohidratos	Proteínas	Sodio

225	3,5g	34,5 g	14 g	900 mg

Pan de desayuno de calabacín

Un pan de desayuno integral bajo en calorías, ideal para cuando necesitas comer y correr.

Cantidad de Porciones	TAMAÑO DE PORCIÓN	CALORÍAS POR PORCIÓN
10	1 rebanada (80 g)	235

1 ½ tazas de harina de trigo integral
½ taza de azúcar
¼ taza de azúcar morena

¼ cucharadita bicarbonato de sodio
½ cucharadita Levadura en polvo
¼ cucharadita sal
1 cucharadita canela
½ cucharadita nuez moscada
2 huevos
2 calabacines medianos, rallados y escurridos (alrededor de 2 ½ tazas)
¼ taza de aceite de canola
2 cucharaditas vainilla
½ taza de nueces picadas
¼ taza de jengibre confitado, picado (opcional)
Spray para hornear

Instrucciones:

1. Precaliente el horno a 350 F.
2. Rocíe un molde para pan (4 "x 8") con spray para hornear.
3. Mezcle la harina, el azúcar, el bicarbonato de sodio, el polvo de hornear, la sal, la canela y la nuez moscada en un tazón grande.
4. En un recipiente aparte, mezcle los huevos, el aceite y la vainilla. Agregue los calabacines hasta que estén bien mezclados.

5. Vierta la mezcla de calabacín en la mezcla de harina y revuelva bien. Doblar en las nueces.

6. Vierta la masa en el molde para pan preparado y hornee durante aproximadamente 45 minutos hasta que un palillo insertado en el centro salga limpio.

Notas de preparación:

Escurra el calabacín rallado en un colador durante al menos 15 minutos antes de agregarlo a la masa.

Para reducir las calorías, reemplace las nueces con arándanos secos (sin azúcar). Esto reduce 30 calorías por porción.

Por porción:

Calorías	Grasa	Carbohidratos	Proteínas	Sodio
235	10,5 g	31,5 g	5 g	100 mg

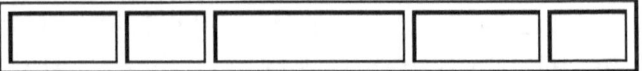

Cazuela de Salchicha de Patata

Perfecto para el brunch de fin de semana, una sola porción contiene suficiente proteína para durar la mayor parte del día.

Cantidad de Porciones	TAMAÑO DE PORCIÓN	CALORÍAS POR PORCIÓN
8	1 rebanada (380 g)	282

6 papas medianas (aproximadamente 2 libras), peladas y cortadas en cubitos
½ taza de agua
8 empanadas de salchichas bajas en calorías
6 huevos
8 claras de huevo

1 taza de queso cottage sin grasa
½ taza de queso parmesano rallado
½ taza de leche sin grasa
2 cucharadas. perejil seco
½ cucharadita sal
¼ cucharadita pimienta negra
Spray para cocinar
Instrucciones:

1. Precaliente el horno a 350 °F.
2. Rocíe una bandeja para hornear (9 "x 13") con aceite en aerosol.
3. Coloque las papas en un plato apto para microondas, agregue el agua y cocine en el microondas hasta que estén suaves, aproximadamente 6 minutos. Escurrir bien.
4. Mientras se cocinan las papas, rocíe una sartén pequeña con aceite en aerosol y fría la salchicha a fuego medio. Rompe las empanadas en migajas.
5. Agregue las papas al molde para hornear preparado y se extendió de manera uniforme. Espolvorea con las salchichas desmenuzadas.
6. En un tazón mediano, mezcle los huevos, las claras de huevo, el requesón, el

parmesano, la leche, el perejil, la sal y la pimienta. Verter sobre las papas y la salchicha.

7. Hornee la cacerola en el horno precalentado durante aproximadamente 45 minutos o hasta que la parte superior esté dorada y el centro esté listo.

8. Cortar en 8 rebanadas y servir.

Notas de preparación:

Para una cacerola más ligera, reemplace la salchicha con 1 taza de brócoli picado (cocido) y ½ pimiento rojo picado. Esto reduce las calorías por porción a 243.

Por porción:

Calorías	Grasa	Carbohidratos	Proteínas	Sodio
282	8g	30 g	26,5 g	650 mg

www.ingramcontent.com/pod-product-compliance
Lightning Source LLC
LaVergne TN
LVHW011934070526
838202LV00054B/4643